AF314835

121

T. 3167.
P.l.

FRAGMENS

D'UN

TRAITÉ COMPLET

DES MALADIES

DES VOIES URINAIRES

CHEZ L'HOMME.

BORDEAUX. — IMPRIMERIE DE LAVIGNE JEUNE,

FOSSÉS DE L'INTENDANCE, 15.

FRAGMENS

D'UN

TRAITÉ COMPLET

DES MALADIES

Des Voies urinaires, chez l'Homme,

CONTENANT :

1.º L'EXPOSÉ DE QUELQUES-UNES DES DIFFICULTÉS QU'ON ÉPROUVE POUR SONDER LES MALADES;

2.º LA DESCRIPTION D'UNE SONDE A OBTURATEURS MOBILES, DESTINÉE A RENDRE LE CATHÉTÉRISME PLUS FACILE, EXEMPT DE DOULEURS, ET A TROUVER PLUS SUREMENT QU'AVEC D'AUTRES INSTRUMENS LES PIERRES CONTENUES DANS LA VESSIE;

3.º LA DESCRIPTION D'UN PORTE-CAUSTIQUE A MANDRIN ARTICULÉ, PROPRE A CAUTÉRISER CIRCULAIREMENT, ET AVEC UNE TRÈS-GRANDE FACILITÉ, LES PORTIONS SOUS-PUBIENNES DE L'URÈTHRE;

4.º ENFIN, LA DESCRIPTION D'UN URÉTHROMÈTRE, A L'AIDE DUQUEL ON PEUT MESURER LA LONGUEUR DE L'URÈTHRE AVEC LA PLUS RIGOUREUSE EXACTITUDE;

PAR **J.-J. CAZENAVE,**

DOCTEUR EN MÉDECINE DE LA FACULTÉ DE PARIS, SECRÉTAIRE GÉNÉRAL DE LA SOCIÉTÉ MÉDICALE D'ÉMULATION DE BORDEAUX, MEMBRE DE LA SOCIÉTÉ ROYALE DE MÉDECINE DE LA MÊME VILLE, ET DE PLUSIEURS AUTRES SOCIÉTÉS SAVANTES, NATIONALES ET ÉTRANGÈRES.

PARIS,

BÉCHET JEUNE,

LIBRAIRE DE LA FACULTÉ DE MÉDECINE,

PLACE DE L'ÉCOLE DE MÉDECINE, 4.

1836.

A MON AMI

A. P. REYMOND,

Chevalier de l'ordre royal de la Légion-d'Honneur; pharmacien et Membre de la Société de Pharmacie de Paris; Administrateur des Bureaux de Bienfaisance et de la Caisse d'Épargnes de la même ville.

J.-J. CAZENAVE.

Ce travail n'est qu'un fragment du Traité complet des Maladies des Voies urinaires, chez l'homme, que je comptais faire paraître dans le courant du mois d'Août dernier, si l'offre très-honorable que m'a faite l'un des plus célèbres chirurgiens de l'Allemagne, de publier un ouvrage en commun avec lui, ne m'avait imposé l'obligation de renvoyer à une époque plus éloignée la mise au jour de cette œuvre de longue haleine, dans laquelle seront fondus deux Mémoires couronnés en 1831 et 1834 par la Société royale de Médecine de Bordeaux.

Une circonstance toute particulière, et qui n'intéresse mes lecteurs en aucune façon, a pu seule me décider à publier ce travail séparé, et à rompre ainsi l'unité d'un ouvrage que je m'efforcerai de rendre digne du monde médical. Toutefois, c'est par respect pour mes confrères, auxquels je n'aurai jamais la prétention d'imposer mon sentiment et mes convictions, que je me suis servi pendant quatre ans des instrumens qui font l'objet de cette publication, avant de les leur faire connaître. Maintenant que je crois être certain des avantages qu'on peut en retirer dans la pratique, je me hasarde à en conseiller l'usage. La critique et l'avenir me prouveront si j'ai bien ou mal fait.

PREMIÈRE PARTIE.

SONDE A OBTURATEURS MOBILES.

CHAPITRE PREMIER.

SECTION PREMIÈRE.

Considérations sur quelques-unes des difficultés qu'on éprouve pour sonder certains malades, et sur la nature des douleurs qu'ils éprouvent pendant cette opération.

Les rides et la flaccidité de la peau des vieillards sont la vivante image des phénomènes qu'on observe sur le tégument intérieur, sur les membranes muqueuses des sujets avancés en âge. Ces modifications dans l'organisme, cette inévitable conséquence de la succession des temps , sont d'une importance majeure quand il s'agit de soumettre les individus dont je parle au cathétérisme. En effet, la paroi inférieure ou périnéale de l'urèthre d'une part, présente chez eux des replis résultans de sa flaccidité ; sa paroi supérieure ou pubienne et ses parois latérales de l'autre, sont parsemées de nombreuses rides longitudinales. Cet état de choses est déjà un obstacle, une difficulté souvent sérieuse pour le cathétérisme, quoiqu'on prenne la précaution, toujours recommandée, d'alonger fortement le pénis pour effacer ces rides, ces plissemens, et celle de se servir d'une algalie d'un fort calibre pour que son bec les écarte sans être arrêté par les nids de pigeon qu'ils forment souvent. Il faut ajouter à ces premières difficultés les particularités de structure de l'urèthre, communes à tous les âges, et le spasme de ce canal auquel le professeur Roux, M. Amussat et quelques autres praticiens disent ne pas croire. A tous ces embarras se joignent fort souvent la vive contraction du col de la vessie, les douleurs, les déchiremens que fait éprouver la présence d'une algalie dans l'urèthre de sujets irritables et nerveux.

L'habitude du cathétérisme, les moyens que l'art possède pour remédier aux spasmes de l'urèthre, et pour calmer l'impressionnabilité, l'irritabilité nerveuse de certains malades, peuvent bien, jusqu'à un certain point, diminuer la somme des obstacles et des difficultés que l'on rencontre souvent, même à l'état normal; mais ils ne sauraient triompher de ces obstacles chez tous les sujets, et doivent conséquemment porter les praticiens à ne rien négliger pour le perfectionnement des instrumens destinés à parcourir le canal excréteur de l'urine. Beaucoup de personnes se rappelant encore *leur Bichat*, et n'ayant pas vu beaucoup de maladies des voies urinaires, s'imaginent que ce que dit le célèbre auteur de l'Anatomie générale, touchant l'habitude qu'on contracte de supporter graduellement et sans douleur la présence des sondes dans l'urèthre, peut être pris au pied de la lettre. Il est sans doute des constitutions, des idio-syncrasies qui se prêtent à cette habitude qu'on pourrait presqu'ériger en règle générale, n'étaient les nombreuses, les douloureuses exceptions qui sont à côté de cette règle, dont, au reste, on ne peut arguer quand il s'agit de sonder des sujets dont l'urèthre est malade.

Tous les corps introduits dans l'urèthre causent de la douleur; l'irritation nerveuse se propage aux réseaux capillaires sanguins; la membrane muqueuse rougit, se gonfle, souffre, s'échauffe; mais il y a plus que cela chez les jeunes gens, chez les sujets irritables et nerveux : les phénomènes d'irritation du canal sont exagérés par le contact des corps les plus doux, et tout le reste du pénis participe bientôt à cet état, si la cause persiste. De là résultent les spasmes de ce même canal, son resserrement, sa réaction, des douleurs intolérables, un sentiment de déchirement qui se propage sur tous les points de la membrane muqueuse, au fur et à mesure que le corps étranger avance ; de là résultent encore de fortes contractions du col de la vessie.

Malgré toutes les précautions prises avant de procéder et pendant qu'on procède au cathétérisme, on n'est cependant pas encore parvenu à diminuer assez les douleurs, parfois très-fortes, que fait éprouver cette opération, et à s'affranchir de toutes les difficultés qu'il faut surmonter.

Tous les praticiens qui sondent souvent des malades, mais plus particulièrement ceux qui se sont sondés eux-mêmes, savent

que la membrane muqueuse de l'urèthre embrasse assez étroitement le cylindre métallique ou tout autre qu'on y introduit, et s'engage dans les yeux de l'algalie. Eh bien! au
fur et à mesure que l'instrument est poussé
vers la vessie, cette même membrane pénètre dans ses yeux et s'en dégage, s'y rengage
et s'en délivre; et comme le plus ordinairement il n'y a pas d'intervalle marqué pour
la progression de la sonde, que la main
de l'opérateur pousse incessamment, il n'y a
pas de trève non plus pour la douleur qui ne
cesse que lorsqu'on est parvenu dans la vessie. Mais c'est bien pis encore quant à la
douleur qu'on fait éprouver aux malades, et
quant aux difficultés qu'on rencontre pour
procéder au cathétérisme, lorsqu'il existe un
état spasmodique de l'urèthre, état sur lequel je vais entrer dans quelques détails.

SECTION II.

Du spasme, de la constriction spasmodique de l'urèthre (rétrécissement dilatable des Anglais).

Bien que le professeur Roux s'obstine encore (*Dictionnaire de Médecine ou Répertoire général des sciences médicales, seconde édition, tome 7, page 8, 1834*) à ne pas croire au spasme de l'urèthre, par lequel il prétend que beaucoup d'hommes de l'art peu exercés au cathétérisme cherchent à s'expliquer et à expliquer aux autres l'impossibilité où ils sont d'arriver dans la vessie, alors que l'urèthre est parfaitement libre ; bien que M. Amussat ait soutenu, dans une séance solennelle consacrée à l'exposé de ses beaux travaux sur l'appareil urinaire, et tenue en présence du premier chirurgien de l'Angleterre, sir Astley Cooper; du célèbre Dieffenbach, chirurgien en chef de l'hôpital de la Charité de Berlin; du docteur Regnoli, professeur de chirurgie à Pise, et d'une foule d'autres médecins nationaux et étrangers; bien, dis-je, que cet habile chirurgien ait soutenu qu'on pouvait introduire une sonde dans la vessie sans aucun obstacle, toutes les fois qu'il n'y avait pas une altération morbide de l'urèthre, et que, par conséquent, le spasme des fibres musculaires de ce canal, selon les auteurs, n'existait pas, je dirai que sir Astley Cooper lui répondit verbalement (16 *Octobre* 1834) qu'il avait souvent rencontré l'obstacle spasmodique dont on contestait l'existence, sans que l'urèthre

fût anormalement altéré le moins du monde.
Je dirai encore que Dieffenbach combattit,
à la même époque, la manière de voir de
M. Amussat par un fait très-concluant que
voici : « Il m'est arrivé une fois, dit-il,
d'introduire la sonde dans la vessie très-facilement et sans causer aucune espèce de
douleur au malade; et quand je voulus la
retirer, il me fut impossible d'y parvenir, et
le malade souffrait horriblement. Quelques
instans après, à mon grand étonnement, la
sonde tomba par son propre poids ». J'ajouterai avec M. Bégin et le professeur Lallemand, de Montpellier, qu'en dépit des allé-
gations dédaigneuses de quelques écrivains,
relativement aux constrictions spasmodiques
de l'urèthre et aux obstacles qui en résultent pour le cathétérisme, cette cause de
difficultés dans l'exécution de l'opération
existe réellement, et doit, en beaucoup de
cas, fixer l'attention du chirurgien. Je dirai,

pour mon propre compte, qu'ayant à traiter habituellement des maladies des voies urinaires, j'ai vu des spasmes de l'urèthre causés par le cathétérisme, par l'introduction d'une simple bougie dans l'urèthre, par l'abus du coït, par l'usage de certaines substances excitantes, mais surtout par celui des cantharides, par l'émission d'une urine âcre, par l'usage de la bière, par la lithotritie ou la lithotripsie, par l'irritation directe ou indirecte de l'urèthre, par les contractions fortes et prolongées des muscles du périnée, etc. M. Brodie regarde les maladies des reins et du rectum, les hémorrhoïdes, la présence d'un ou de plusieurs calculs dans la vessie, la gravelle, comme pouvant provoquer aussi la constriction spasmodique du conduit urinaire. M. Civiale assure que les réfrigérans, que les émotions vives de l'âme peuvent produire le même résultat. Je vois dans ce moment-ci (*Novembre* 1835) un Monsieur sur

lequel on ne peut constater aucun rétrécissement organique de l'urèthre, que je sonde
on ne peut mieux dans certains momens, et
que le froid empêche toujours d'uriner. Il
ne peut satisfaire ce besoin, parfois très-
impérieux et causant de très-fortes douleurs,
qu'en se tenant auprès d'un très-gros feu,
ou qu'en se mettant dans un lit bien chaud.
Le froid, chez ce malade, qui est d'une constitution éminemment nerveuse, donne lieu
à une rétention d'urine en provoquant un
très-fort spasme de l'urèthre; la chaleur, au
contraire, relâche les tissus, procure une
détente, fait cesser la constriction, et permet à l'urine de couler à plein canal. Ce serait vainement qu'on chercherait à introduire
une sonde pour soulager le malade pendant
ses crises; je l'ai tenté une seule fois, et m'en
suis fort mal trouvé.

« Il n'est pas rare, lorsqu'on pratique le
cathétérisme sur des sujets nerveux et irri-

tables, disent MM. Bégin et Lallemand dans leur excellent article *Cathétérisme* du *Dictionnaire de Médecine et de Chirurgie Pratiques*, d'éprouver que l'algalie se trouve comme saisie et resserrée avec force par les parois du canal, de manière à ne pouvoir que difficilement avancer ni reculer. D'autres fois, la partie spongieuse de l'urèthre étant libre, mais de la susceptibilité et de la douleur existant en arrière, le bec de la sonde, après être arrivé au bulbe, s'arrête à la naissance de la portion membraneuse, dans laquelle les contractions involontaires et persévérantes des muscles du périnée l'empêchent de s'engager. Les fibres charnues du releveur de l'anus, auxquelles on a donné le nom de muscle de Wilson, semblent jouer alors un rôle fort actif, et contribuer à l'élévation ainsi qu'au rétrécissement de la portion dite membraneuse de l'urèthre et du col de la vessie. Si alors on applique d'une part la

main gauche sur la région périnéale, près
de l'anus, et que de l'autre on presse avec
légèreté sur la sonde, il est facile de sentir
les oscillations de l'appareil musculaire, et
d'en apprécier les effets. A chaque instant de
relâchement et de détente, l'instrument re-
couvre de la liberté et descend vers la vessie; tandis qu'il s'arrête court, ou même re-
monte contre l'effort de la main qui le pousse,
toutes les fois que la contraction et la roi-
deur se reproduisent. Nous avons constaté
fréquemment l'existence de ces phénomènes,
surtout chez les sujets qui ont été affectés
d'uréthrites répétées, et qui conservent de
l'irritation aux environs du col de la vessie ».

Puisque, ainsi que je l'ai dit un peu plus
haut, les parois de l'urèthre sont appliquées
les unes contre les autres, ne laissent aucun
intervalle, aucun vide entr'elles, même dans
l'état normal, et ne peuvent être écartées
sans que le corps étranger qu'on introduit

dans le canal soit assez étroitement embrassé par lui, il devra s'ensuivre nécessairement que ce corps étranger, qu'une algalie par exemple, sera bien plus fortement étreinte quand il existera une constriction spasmodique de l'urèthre. Je conçois à merveille, et cela s'est quelquefois présenté dans ma pratique, que le spasme cesse dans certaines circonstances, et permette qu'on sonde le malade ; mais en est-il toujours ainsi, et ne rencontre-t-on pas souvent de ces états portés à tel point qu'il est impossible de mettre une sonde, quelque douce, quelque polie, quelque bien calibrée et quelque flexible qu'on la suppose, en rapport avec la membrane muqueuse, avec l'urèthre qu'on déchirerait, qu'on transpercerait plutôt que de faire pénétrer l'instrument d'une ligne ? On réussira bien moins encore si l'on veut sonder à toute force un sujet nerveux, irritable, pusillanime, repoussant involontairement la main du chirurgien, se dérobant à la sonde, jetant les hauts cris dès qu'on essaie de la faire pénétrer, et dont l'intensité du spasme est toujours en raison directe de sa constitution. Il est cependant telles circonstances pressantes dans lesquelles il faut agir. On peut être heureux sans doute ; mais combien de fois n'est-il pas arrivé qu'en s'obstinant à faire pénétrer une sonde dans l'urèthre, spasmodiquement oblitéré, on a augmenté le mal, on a aggravé la position du malade, on a souvent déchiré et ensanglanté le canal ! De pareils incidens, de pareilles douleurs ne sont rien ou presque rien pour le commun des praticiens, qui sont toujours satisfaits d'avoir pénétré dans la vessie, quoi qu'il arrive. Eh bien ! il ne peut en être autrement tant que les yeux des sondes, constamment débordés en dedans par des bourrelets de la membrane muqueuse, laboureront l'urèthre, l'irriteront vivement, augmenteront sa constriction spasmodique, et s'opposeront ainsi à ce que le cathétérisme soit exempt de douleur et facile.

Je demande à mes lecteurs la permission de consigner ici une observation de spasme de l'urèthre, curieuse sous beaucoup de rapports.

OBSERVATION.

Uréthrite aiguë et bubon se terminant par résolution ; dysurie ; rétrécissement spasmodique ou dilatable des Anglais, pris pour organique et fort inutilement cautérisé à Paris ; syphilis plus récente, guérie en trente-cinq jours ; rétrécissement spasmodique franchi ; hypertrophie considérable de la prostate ; commencement de traitement interrompu par un incident, et non continué.

Monsieur X..., âgé de trente-huit à quarante ans, d'un tempérament sanguin-bilieux, hémorrhoïdaire, de haute taille, brun, bien musclé, né à la Guadeloupe, avait toujours joui d'une fort bonne santé jusqu'en Mars 1825, époque à laquelle, étant venu en France, il gagna une uréthrite aiguë, accompagnée bientôt après d'un bubon du côté gauche, qui se termina par résolution. De retour à la Guadeloupe, et parfaitement guéri de son uréthrite, ce ne fut qu'en 1828 que le malade éprouva quelques difficultés d'uriner. Depuis cette époque, des revers de fortune, joints à un état valétudinaire, lui firent perdre son énergie physique et morale.

Il revint en France en Janvier 1831, pour aller se faire soigner à Paris, par l'un des médecins qui s'occupe avec un très-grand succès du traitement des maladies des voies urinaires, d'une difficulté d'uriner qui le fatiguait depuis trois ans, et qu'il crut souvent être due à la présence d'un calcul dans la vessie. Ce médecin de Paris explora l'urèthre et cautérisa huit à dix fois , mais sans succès , un rétrécissement siégeant à cinq pouces du méat urinaire. Arrivé à Bordeaux en Avril 1831 , M. X..... éprouva quelque soulagement et se borna à user des bains de siége , des lavemens émolliens , du régime, d'un exercice modéré et de quelques autres moyens assez insignifians.

Vers la fin de Mai de la même année (1831), le malade contracta une syphilis, pour le traitement de laquelle un de ses parens me l'adressa. Deux chancres siégeant sur le gland et sur le prépuce furent guéris en assez peu de temps.

Une bougie en gomme élastique N.° 6 , introduite dans l'urèthre, ne put pas aller au-delà de cinq pouces. — Bains de siége émolliens ; cataplasmes de farine de lin laudanisés, appliqués sur le périnée et autour de la verge.—Je fus très-surpris le lendemain, en voulant prendre l'empreinte du rétrécissement, d'arriver jusqu'au col de la vessie sans la moindre difficulté. Le malade me dit que pareil résultat n'avait jamais été obtenu; que son médecin de Paris avait constamment été arrêté à cinq pouces du méat urinaire, et qu'il avait toujours cru devoir cautériser un obstacle évidemment réfractaire à la cautérisation.—Prescription des mêmes moyens. —Le lendemain de ce succès inespéré, je fis uriner M. X..... devant moi : l'émission de l'urine eut lieu sans plus ni moins de difficulté que par le passé; ce liquide, très-coloré, d'une odeur ammoniacale prononcée, tenant en suspension quelques mucosités filantes, tombait perpendiculairement et sans jet de la verge, par un courant filiforme fréquemment suspendu pendant trois ou quatre secondes. Je notai que le malade ne pouvait donner, ni ces coups de piston répétés, à l'aide desquels on achève ordinairement de vider la vessie, ni accélérer l'écoulement de l'urine par la contraction de l'urèthre, aidé dans cet acte par les muscles bulbo-caverneux, que plusieurs anatomistes ont nommés *accélérateurs de l'urine*.

Le cathétérisme du jour suivant, fait avec une sonde en argent de moyen calibre, fut encore incomplet, c'est-à-dire que je fus arrêté où je l'avais été la première fois, et où le chirurgien de Paris l'avait toujours été avant moi. Mon demi-succès de la veille m'ayant cependant un peu éclairé sur ce que je devais penser de l'existence d'un rétrécissement, je laissai reposer le malade un quart d'heure, fis chauffer la sonde, l'enduisis d'un peu d'extrait de belladone, et l'huilai convenablement. Ces précautions étant prises, je poussai de nouveau, et sans aucune difficulté, jusqu'au col de la vessie, où je trouvai une résistance. Introduisant alors l'indicateur gauche dans le rectum, je découvris une tuméfaction considérable de la prostate,

que je considérai comme étant le seul obstacle qui s'opposait à la libre émission des
urines. M'étant assuré que j'étais dans une
bonne direction pour arriver dans la vessie,
j'y fis pénétrer la sonde après quelques efforts non douloureux pour le malade. La
poche urinaire, dont j'avais constaté la proé-
minence et la dureté, s'élevait toujours, depuis un an, à quatre ou cinq travers de
doigt au-dessus de la symphyse des pubis,
ne revint que fort peu sur elle-même, et
conserva presque ses dimensions anormales,
quoique je l'eusse vidée aussi complètement
que faire se pouvait.

Je prescrivis l'application de douze sangsues à l'anus, dans le double but de faire
cesser une irritation hémorrhoïdaire qui
s'ajoutait momentanément aux souffrances
de M. X....., et de me frayer la voie pour
arriver facilement à placer quelques sangsues, et à faire des frictions médicamenteuses

sur la paroi antérieure du rectum, répondant à la tuméfaction de la prostate, en m'aidant, pour ces opérations, d'un *speculum ani* inventé par M. Amussat. Les piqûres de ces douze annélides se transformèrent en de larges et douloureuses ulcérations, qui ne furent cicatrisées qu'au bout de deux mois.

Sur ces entrefaites, M. X..... fut inopinément obligé de partir pour Philadelphie où des affaires urgentes l'appelaient, et où j'ai dernièrement appris qu'il avait succombé.

————◆————

Un chirurgien distingué de Paris, dont le talent et l'habileté ne sauraient être mis en doute, surtout pour le traitement des maladies des voies urinaires, constate jusqu'à dix fois l'existence d'un rétrécissement uréthral, qu'il cautérise inutilement et qu'il n'a jamais pu franchir. Explorant l'urèthre à mon tour, je suis deux fois arrêté à cinq

pouces du méat urinaire, et tiens pour démontré qu'il y a, sur ce point du canal, un
rétrécissement dont les cautérisations n'ont
pas pu triompher, mais que je traverse le
lendemain sans la moindre difficulté. Des ex-
plorations répétées ont le même résultat, et
je ne trouve d'obstacle réel qu'au col de la
vessie.

Voici, ce me semble, l'explication la plus
raisonnable de ce fait, qui est plus commun
dans la pratique qu'on ne saurait le croire,
et dont je possède un autre exemple remarquable fort connu de M. le docteur Canihac,
de Bordeaux, qui, ne pouvant pas se charger
du traitement du malade, l'adressa à un
confrère sur l'habileté duquel il pouvait comp-
ter, et qui cautérisa l'urèthre pendant deux
mois sans pouvoir pénétrer à plus de deux
pouces du méat urinaire (1). Voici, disais-

____

(1) Le sieur Labat, maître de barque à Rions,
était porteur de plusieurs rétrécissemens organiques

je, l'explication la plus raisonnable du fait :

M. X....., habitant ordinairement une région intertropicale où la chaleur est excessive, nerveux, souffrant, très-impressionnable, frileux comme le sont tous les colons, arrive à Paris au cœur de l'hiver avec de sinistres prévisions sur son état (il croit être calculeux), et se loge dans un hôtel garni où sa chambre est toujours froide, malgré le gros feu qu'on y fait. C'est sous l'empire de telles influences atmosphériques, morales et maladives qu'on explore l'urèthre, et

fort anciens. Sa constitution nerveuse, les douleurs vives qu'il endurait depuis bien long-temps, sa pénible profession et quelques autres circonstances, avaient fait que, à part les véritables rétrécissemens, l'urèthre était presque toujours dans un état de constriction spasmodique qui en avait imposé à notre confrère. Plus heureux que lui, j'ai pu guérir ce brave homme, et le faire voir à mes confrères de la Société médicale d'Émulation, auxquels il raconta lui-même toutes les circonstances de son traitement, qui date de dix ans.

qu'on cautérise l'un de ses points sans résultat aucun. Évidemment, dans ce cas, le chirurgien de Paris s'est mépris sur la nature d'un rétrécissement qui était tout bonnement spasmodique ou *dilatable*, comme le disent les Anglais, et occasionné, soit par le changement brusque de climat, soit par le froid humide de Paris, soit par l'état moral du malade, soit par la crainte, soit par les souffrances, soit par les cautérisations toujours très-douloureuses, soit par la sensibilité anormale très-vive de la membrane muqueuse de l'urèthre, dont les fibres musculaires sous-jacentes se contractaient convulsivement, soit par l'introduction de sondes ou d'instrumens à une basse température ou mal huilés, soit enfin par plusieurs de ces causes réunies. Or, il est facile de comprendre, d'une part, comment le médecin traitant a pu se méprendre pendant tout le temps que M. X..... est demeuré soumis à l'influence des mêmes causes durant son séjour à Paris, et comment j'ai pu, de l'autre, profitant, sans m'en douter alors, de la bienfaisante influence de la saison (Juin et Juillet), du climat (Bordeaux), et de quelqu'amélioration dans l'état moral du malade, ne rencontrer que deux fois le prétendu rétrécissement, et arriver sans aucune difficulté jusqu'au col de la vessie.

Du reste, M. X..... n'en était pas encore arrivé à cette époque de la vie où la prostate se trouve souvent être hypertrophiée sans antécédens maladifs appréciables. Une uréthrite datant de long-temps, l'abus du coït, une irritation hémorrhoïdaire périodique, l'abus des excitans et l'influence d'un climat très-chaud, étaient probablement les vraies causes de la tuméfaction prostatique et de ses conséquences. Mais il y avait plus chez ce malade : la vessie ne pouvant jamais se vider complètement, s'était dilatée peu-à-peu;

ses fibres musculaires avaient perdu une grande partie de leur ressort, de leur faculté contractile. Ce réservoir ne pouvait revenir qu'incomplétement sur lui-même, restait distendu, et eût été tout à fait paralysé un peu plus tard, si M. X..... ne se fût empressé de remédier à l'engorgement de la prostate, méconnu par le chirurgien de Paris, ou si du moins il n'eût pris le soin de toujours vider la vessie avec une sonde (1).

---

(1) Je prends la liberté de rapporter le plus brièvement possible une observation qui a de nombreux points de contact avec celle qu'on vient de lire.

Plusieurs uréthrites ; difficultés d'uriner datant de sept ou huit ans ; vingt cautérisations de l'urèthre faites sans amélioration ; constriction spasmodique de ce canal ; symptômes d'un empoisonnement par l'opium ; consultation écrite par l'un des plus célèbres chirurgiens de Paris ; traitement inutile à l'Hôtel-Dieu Saint-André de Bordeaux ; deux chancres sur le gland ; tuméfaction de la glande prostate ; redressement

SECTION III.

Expériences faites sur des malades de constitutions diverses, et leurs résultats.

Il faut étayer de quelques faits et de l'expérience vulgaire ce que j'ai avancé dans la section précédente. L'élite de l'ancienne chirurgie d'abord, puis Desault, qui avait eu

---

de l'urèthre et compression de cette glande ; amélioration très-sensible dans l'émission des urines ; douleurs rhumatismales ; gastrite chronique ; bon état des voies urinaires.

M. G....., de la Martinique, âgé de trente-cinq à trente-six ans, avait eu plusieurs uréthrites, éprouvait des difficultés d'uriner depuis huit ans, et crai-

à traiter un si grand nombre de maladies des voies urinaires, frappés des inconvéniens graves qu'offrait le contact des yeux des sondes parcourant l'urèthre pendant le cathété-

---

gnait d'avoir la pierre. Arrivé à Paris en Août 1830, il alla consulter un des plus habiles chirurgiens de cette capitale, qui crut reconnaître un rétrécissement organique de l'urèthre, siégeant à cinq pouces trois quarts du méat urinaire, quoique des sondes en gomme élastique d'un très-gros calibre et à courbure fixe, pussent être portées jusque dans la vessie. Une vingtaine de cautérisations faites pendant le mois de Septembre et dans les premiers jours d'Octobre de la même année, n'amendèrent en rien la difficulté d'uriner de M. G....., que son chirurgien avait promis de guérir en une quinzaine de jours. Ces cautérisations étaient à tel point douloureuses, que le malade fut bientôt pris d'une constriction spasmodique de l'urèthre, qu'on voulut faire cesser en plaçant dans ce canal une bougie enduite probablement de cérat trop opiacé. M. G..... éprouva presque tous les symptômes de l'empoisonnement par l'opium, et en fut fort dérangé pendant sept à huit jours. Quoi qu'il en fût, ce malade n'urinait pas mieux qu'avant les cautérisations, souffrait davantage de l'u-

risme, avaient cherché les moyens d'en affranchir les malades. Quoi qu'on ait pu faire,
cependant, ces inconvéniens sont restés à-
peu-près les mêmes jusqu'au moment actuel,

---

rèthre, éprouvait de fréquens spasmes de ce canal,
était sans force, sans vigueur et tout-à-fait découragé,
lorsque des affaires l'obligèrent de venir à Bordeaux,
muni d'une consultation de son chirurgien de Paris,
que je copie textuellement : « L'absence complète de
toute douleur, et la guérison radicale que désire M.
G....., disait ce praticien célèbre, devant être (maintenant que le canal a acquis son état de dilatation
normale) le résultat d'une patience courageuse et per-
sévérante, plutôt que la conséquence d'un traitement
médicamenteux prolongé, je lui conseille de faire
abstraction de tout traitement prétendu curatif, s'il
veut maintenant arriver au but auquel il aspire; il se
contenterait, dans ce cas, d'introduire une ou deux
fois, durant le voyage, une bougie recourbée dont il
fera usage seulement pendant une heure par jour,
chaque soir en se couchant.

» A son arrivée, il prendra plusieurs bains, entre
lesquels il mettra un intervalle de deux jours; il con-
tinuera alors pendant huit jours consécutifs l'usage
des bougies dont il éloignera progressivement l'intro-

et mes recherches m'ont démontré que rien de vraiment utile n'avait encore été proposé pour atteindre le but.

J'ai souvent essayé sur des malades peu

---

duction, en les employant successivement après 2, 3, 4, 5, 6, 7, 8 jours, en continuant dans cet ordre ascendant, jusqu'à ce qu'il ait atteint un mois d'intervalle.

» Je lui conseillerai en outre, comme mesure de précaution, de faire lui-même, chaque année, un petit traitement d'exploration pour se prémunir contre les rétrécissemens nouveaux qui pourraient se former.

» Enfin, j'ajouterai que, pendant un certain temps, M. G..... sera dans la nécessité de suivre un régime doux et frugal, d'éviter conséquemment les excès de tout genre, et de mettre une extrême réserve dans l'acte vénérien.

» Tels sont les moyens propres à éviter la récidive de l'affection qui a fait l'objet de notre traitement.

» Paris, le 16 Novembre 1830.

» *Signé* X..... ».

M. G....., se trouvant très-souffrant et urinant avec beaucoup de difficulté, prit le parti d'entrer comme malade payant à l'Hôtel - Dieu Saint - André

sensibles , et supportant l'introduction et la présence d'une algalie dans l'urèthre sans mot dire, de me servir alternativement d'une sonde en argent dont j'avais eu soin d'obli-

---

de Bordeaux, quelque temps après son arrivée dans cette ville. Le chirurgien en chef de cet hôpital, considérant la dysurie comme le résultat d'une inertie, comme une espèce de paralysie de la vessie, prescrivit quelques stimulans à l'intérieur et des injections toniques dans la vessie, que le chirurgien chef interne de cette époque (1831) était chargé de faire avec une sonde métallique courbe. Les bains de siége, un régime convenable et un exercice modéré furent ajoutés à ces deux moyens , mais sans aucun bénéfice pour le malade, qui sortit de l'hôpital comme il y était entré, et qui demeura quatre ou cinq mois sans demander des conseils à qui que ce fût, considérant son infirmité comme étant au-dessus des ressources de l'art. Forcé de recourir à un médecin pour se faire traiter de deux chancres sur le gland, récemment contractés, il me fut adressé. Ce traitement m'ayant fourni l'occasion d'observer M. G..... de très-près, voici ce que je notai :

L'urine coulait presque toujours goutte à goutte, et ce n'était que bien rarement que quelques jets sac-

térer les yeux avec de la cire ne dépassant
pas le calibre de l'instrument, et d'une sonde
pourvue seulement d'un stylet ordinaire ou
d'un stylet renflé au niveau des yeux. Eh

---

cadés et inégaux dépassaient de quelques pouces la
pointe des pieds du malade. La constipation était opi-
niâtre; les efforts pour aller à la garde-robe considé-
rables et souvent sans effet ; le cathétérisme , qui
n'avait pas été tenté depuis la sortie de M. G..... de
l'hôpital , était devenu impossible avec une sonde
métallique courbe. Je ne pouvais pénétrer dans la
vessie qu'avec un instrument en gomme élastique sans
mandrin. Ne trouvant ni rétrécissement organique ,
ni constriction spasmodique de l'urèthre , ni inflammation chronique du col de la vessie simulant une
cystite, je dus songer à une tuméfaction de la glande
prostate, que l'introduction du doigt indicateur dans
le rectum me fit reconnaître, quoiqu'on pût y arriver
à peine, tant la portion moyenne hypertrophiée était
haut placée.

Mais, en réfléchissant que cet engorgement de la
prostate, jusque-là méconnu , datait de long-temps ,
et que cette glande avait probablement acquis la dureté cartilagineuse ou squirrheuse, je craignais, avec
juste raison, que les moyens ordinairement recom-

bien ! tous ces malades, sans exception, m'ont dit sentir à peine le passage de la sonde dont j'avais oblitéré les yeux, et éprouver un sentiment, sinon de douleur vive, du moins

mandés pour une période moins avancée de la maladie, n'échouassent. Je conseillai néanmoins, dans une consultation écrite que M. G..... devait emporter, l'application des sangsues sur la paroi antérieure du rectum, répondant à la prostate, les demi-bains, les demi-lavemens, les cataplasmes émolliens ou narcotiques, les boissons gommeuses, les émulsions, la diète, les frictions mercurielles, les préparations d'iode, l'application d'un cautère à l'une des cuisses, et enfin l'usage des sondes en gomme élastique sans mandrin, pour vider la vessie.

M. G....., ayant un voyage à faire, se contenta de faire appliquer quinze sangsues à l'anus, qui occasionnèrent, comme chez le malade de l'observation précédente, de très-larges et de très-profondes ulcérations, qui ne furent cicatrisées qu'après deux mois et demi de fortes douleurs.

Je perdis le malade de vue à cette époque, et le croyais depuis long-temps à la Martinique, lorsqu'il vint me demander de nouveaux conseils (*Mars* 1834). Je lui proposai d'employer un moyen imaginé par M.

une impression fort désagréable ressemblant assez au frottement d'un corps dépoli sur la langue, lorsque je me servais d'un instrument pourvu d'yeux. La même expérience

---

Leroy d'Étiolle, qui m'avait déjà réussi, et qui consistait à-la-fois dans le redressement de l'urèthre, et dans la compression de la prostate hypertrophiée. Il accepta. Je commençai dès le lendemain cette petite opération, qui durait vingt à vingt-cinq minutes, la continuai tous les deux jours avec un instrument que j'ai imaginé, et dont je me servis le 15 Avril 1834 en présence de mes honorables confrères les docteurs Brulatour, Guérin et Fasileau. Cette manœuvre réussit, et je parvins à faire uriner M. G..... infiniment mieux qu'il n'avait pu le faire depuis sept ou huit ans.

Ce malade, homme de bien mais malheureux, et auquel je m'intéresse on ne peut davantage, est maintenant tourmenté par des douleurs rhumatismales, par une gastrite chronique réagissant sur le cerveau, et par d'incessans revers de fortune. — M. le docteur Fasileau, appelé dernièrement pendant une de mes absences pour voir M. G....., a pu juger par lui-même du bon état des voies urinaires.

Je m'abstiendrai d'ajouter des réflexions aux faits que je viens d'exposer; le lecteur comprendra, je l'espère, les motifs de ma réserve.

répétée sur des malades souffrant beaucoup lors du cathétérisme, et ne consentant qu'avec beaucoup de peine à se laisser sonder, m'a donné de tout autres résultats. Chez ces individus, en effet, le corps le plus poli, la bougie creuse en gomme élastique la plus souple, la mieux calibrée, la plus glissante, la mieux huilée, produit une sensation douloureuse ; l'urèthre presse, étreint l'instrument qu'on pousse, et ce n'est qu'en usant d'une certaine force qu'on parvient à le faire avancer. Si, au lieu d'une bougie en gomme élastique, on se sert d'une sonde de la même matière, tout aussi souple, tout aussi bien calibrée, tout aussi polie, oh ! alors les douleurs sont bien plus fortes; le malade sent le passage rude, rapeux, déchirant et en quelque sorte saccadé des yeux de cette sonde, au fur et à mesure qu'elle chemine. J'ai donné des soins cette année à un client de mon confrère le docteur Fasileau, pour lequel le professeur **Lallemand** a été consulté, qui se plaignait constamment du passage des yeux des sondes, des douleurs qu'il en éprouvait, qui cherchait très-minutieusement la meilleure direction à leur donner pour moins souffrir, et qui était tout émerveillé de ce que je pouvais vider sa vessie, en métamorphosant pour ainsi dire une sonde métallique, ou une sonde en gomme élastique en une véritable bougie.

SECTION IV·

Des hémorrhagies de l'urèthre, de l'héma-
turie et de la difficulté ou de l'impossibi-
lité de vider la vessie, par suite de la
formation de caillots dans sa cavité.

Tous les praticiens savent que l'urèthre
saigne, même très-abondamment, toutes les
fois qu'on sonde certains malades. Eh bien !
ces hémorrhagies n'auraient certainement
pas lieu, si on arrivait jusque dans la vessie avec un instrument fabriqué de façon
à ce que les yeux, momentanément oblitérés, ne déchirassent pas le réseau capillaire sanguin si bien fourni, qui rampe à la
surface du canal. Les bougies ne produisent
jamais ce mauvais effet, à moins qu'on en
use sans précaution. Cette assertion est mise

hors de doute par le professeur Lallemand, de Montpellier, dont l'autorité est pour moi d'une grande valeur. « Cinq jours après, dit ce professeur (*Observations sur les Maladies des organes Génito-Urinaires, première partie, page 34, 1825*), je passai sans difficulté, matin et soir, une sonde N.° 8, que je laissai demi-heure ; elle donna lieu chaque fois à un léger écoulement de sang, que j'attribuai au passage des yeux de la sonde à la surface de la plaie (plaie produite par la cautérisation). Le lendemain, je substituai à la sonde une bougie creuse N.° 9, armée d'un mandrin. Comme elle n'avait pas d'yeux, son introduction ne produisit aucun écoulement de sang ».

Mais tous les inconvéniens que je viens de signaler ne sont pas les seuls qu'on puisse reprocher aux sondes ordinaires : n'arrive-t-il pas tous les jours, en effet, que lorsqu'on veut vider la vessie d'un malade, l'ins-

trument ne donne point cours à l'urine,
quoiqu'on ait l'entière certitude d'avoir pénétré jusque dans ce réservoir, et cela parce
que du sang, du mucus consistant, du pus
épaissi auront bouché les yeux de l'instrument, à travers lequel il faut souvent pousser une injection d'eau tiède, si on ne veut
pas le retirer pour recommencer l'opération ?
N'arrive-t-il pas très-fréquemment encore
qu'on ne peut pas débarrasser le réservoir
urinaire, distendu et très-douloureux, du liquide qu'il renferme, parce que son col étant
très-resserré et ne cédant que difficilement
à l'action dilatante de la sonde, qu'il presse
de toutes parts, la membrane s'engage dans
ses yeux, est déchirée si l'on pousse l'instrument et saigne plus ou moins en formant un
caillot qui s'oppose à la sortie de l'urine ?
Combien de fois enfin n'a-t-on pas rencontré
des cas d'hématurie dans lesquels ce n'était
qu'avec la plus grande difficulté, et en dis-

tendant très-douloureusement la vessie par des injections faites pour dissoudre les caillots, qu'on parvenait à désobstruer les yeux de la sonde? Dans toutes ces circonstances, il faut bien le reconnaître, une sonde dont on serait le maître de n'ouvrir les yeux que lorsqu'elle aurait pénétré dans la vessie, parcourrait l'urèthre saignant ou non, traverserait les mucosités, le pus épaissi ou tout autre matière compacte, sans que ces yeux pûssent être oblitérés, sans qu'on fût obligé, ou de faire des injections qui ne laissent pas d'être nuisibles dans certains cas, ou de retirer l'instrument pour recommencer sur nouveaux frais.

J'ai noté une particularité qui m'a beaucoup frappé dans toutes les hématuries que j'ai eu l'occasion de voir, et qui n'a pas peu contribué à me faire chercher le moyen de vider la vessie avec le moins de difficulté possible dans ces circonstances, quelquefois bien épineuses. J'ai, dis-je, observé que les caillots se formaient d'abord derrière le col de la vessie, pour envahir ensuite, d'arrière en avant et de bas en haut, le reste de la capacité formée par cette poche musculo-membraneuse. Le premier fait de cette nature qui m'a fourni une démonstratiou bien claire, est le suivant :

M. B....., de Langon, âgé de quatre-vingts ans, fut pris, il y a environ dix ans, d'une difficulté d'uriner d'abord, puis d'une rétention complète d'urine. Pas une goutte de sang n'avait paru ; les momens étaient précieux, et la vessie se distendait à vue d'œil. MM. les docteurs Théry et Catclan, de Langon, écrivirent à M. le docteur Canihac, de Bordeaux, qui arriva bientôt auprès du malade. Le cathétérisme, pratiqué par ce médecin, fut sans résultat; toutefois, on revint plusieurs fois à la charge, et à chaque tentative on trouvait les yeux de la sonde obstrués par des caillots. Quoique le diagnostic fût obscur, l'indication était pressante, il fallait agir.

Assistant, moi quatrième, à la consultation (j'habitais alors une petite ville à six lieues de Bordeaux et à deux de Langon), il fut décidé qu'on tenterait une dernière fois le cathétérisme, et qu'on procéderait à la ponction de la vessie par le rectum si on ne réussissait pas. M. Canihac, prenant la sonde, parcourut librement tout l'urèthre, traversa le col de la vessie, et fut presque immédiatement arrêté par la résistance d'un corps mollasse, spongieux, qu'il transperça. Ce ne fut qu'après avoir poussé la sonde fort avant dans la vessie, et débarrassé ses yeux par une injection d'eau tiède, que le malade rendit une très-grande quantité d'urine sanguinolente (1).

____

(1) Cette feuille était sous presse quand j'ai eu l'occasion d'observer le fait suivant :

Il est ce me semble évident, dans ce cas, que des caillots assez consistans étaient logés derrière le col de la vessie, qu'ils occupaient une certaine étendue dans ce réservoir, et ne

---

M. le docteur Nouvel fut appelé le 29 Novembre dernier auprès de M. Naudin, âgé de soixante-quinze ans, pour remédier à une rétention d'urine qui avait succédé à une dysurie datant de quatre à cinq jours. Ce malade urinait fréquemment toutes les nuits depuis trois ou quatre mois, et n'avait jamais rien éprouvé du côté des voies urinaires, s'il faut en croire sa famille, qui put expliquer l'apparition presque subite d'aussi graves accidens. Mon honorable confrère recourut inutilement à tous les moyens conseillés en cas pareil, et ne put jamais pénétrer dans la vessie quoiqu'il se servît alternativement de sondes de divers calibres et de courbures variées. Ce fut le 2 Décembre qu'il eut la bonté de me faire appeler en consultation.

Voici ce que nous observâmes : hypogastre tendu et douloureux ; vessie à tel point distendue qu'elle dépassait l'ombilic de cinq travers de doigts ; pouls assez développé, non fébrile ; rétention complète d'urine depuis soixante-douze heures.

M. le docteur Nouvel soupçonnait une tuméfac-

laissaient d'espace pour l'urine, arrivant continuellement par les uretères, que tout-à-fait en haut et en avant.

J'ai encore acquis une certitude plus com-

---

tion de la glande prostate, parce qu'il avait constamment pu franchir toute la longueur de l'urèthre sans difficulté, et qu'il n'avait rencontré d'obstacle, qu'il n'avait été arrêté qu'à la portion prostatique du canal. Nous nous disposions à explorer la prostate, en introduisant l'indicateur dans le rectum, quand les parens s'y opposèrent et nous pressèrent de sonder immédiatement le malade, en nous priant de ne pas faire *d'essais*. M. Nouvel et moi, procédant alternativement au cathétérisme, nous pénétrâmes librement jusqu'au bulbe de l'urèthre, où nous trouvâmes une résistance, puis des brides, puis des duretés assez rapprochées et se succédant dans l'étendue d'environ un pouce. Ces obstacles nous offrirent d'assez sérieuses difficultés pour le passage de diverses sondes d'un gros calibre, auxquelles nous avions toujours le soin de faire suivre la paroi supérieure de l'urèthre en alongeant fortement le pénis. Lorsque nous eûmes pénétré assez avant dans la portion prostatique du canal, et que

plète à cet égard, en opérant, comme je vais l'indiquer, dans quelques cas d'hématurie, avant que j'eusse songé à la sonde à obturateurs mobiles. J'eus l'idée, lorsque des cail-

---

nous fûmes bien certains de ne pas être exposés à faire une fausse route, nous pressâmes vigoureusement sur l'obstacle, et arrivâmes dans la vessie sans donner issue à l'urine : quelques caillots seulement sortirent à travers la sonde par filières très-alongées. Cette opération répétée trois ou quatre fois présenta toujours les mêmes difficultés et donna les mêmes résultats. Plusieurs injections d'eau tiède ne purent pas pénétrer dans la vessie, parce que les yeux de la sonde étaient bouchés par le sang. Quoique mon confrère et moi nous fussions continuellement fatigués par les parens, qui nous répétaient à chaque instant de laisser le malade, nous sortîmes la sonde, la nettoyâmes, la réintroduisîmes très-profondément dans la vessie, et poussâmes une nouvelle injection qui la distendit si douloureusement que nous fûmes obligés de la discontinuer.

Cette dernière tentative, dans laquelle nous avions dû pénétrer fort haut dans la vessie, nous démontra que tout ce que nous ferions pour délayer les caillots serait inutile. N'ayant pas sur moi l'algalie à obtu-

lots s'opposaient à la sortie de l'urine, d'introduire dans la vessie un conducteur de gros calibre en gomme élastique, armé d'une bougie en gomme élastique aussi, et d'un tel

---

rateurs mobiles, j'avais projeté de m'en servir avant de recourir à des moyens extrêmes.

M. Nouvel et moi prévînmes les parens du pressant danger dans lequel était M. Naudin, et leur proposâmes de procéder immédiatement à la ponction sus-pubienne. Ils y consentirent sous condition que nous répondrions du succès de l'opération. — Toutes nos observations furent inutiles, et il fallut se résoudre à voir périr ce vieillard pour ainsi dire sans secours.

Quoiqu'on ne nous ait pas permis de faire la nécropsie, M. Nouvel et moi avons pensé que la ponction n'aurait probablement pas suffi pour débarrasser la vessie des caillots qu'elle contenait, et que ç'eût été le cas de faire la cystotomie sus-pubienne. Je doute néanmoins que le malade en eût éprouvé quelque bien, vu les désordres qu'avaient dû produire une rétention complète d'urine datant de soixante-douze heures, la forte distension de la vessie par des caillots, la dilatation des uretères et l'inflammation très-probable des reins.

diamètre, qu'elle pût boucher très-herméti-
quement l'extrémité vésicale du conducteur.
Cela fait, j'introduisais le double instrument,
pénétrais dans la vessie, retirais la bougie de
dedans le conducteur lorsque je croyais avoir
dépassé le col, la replaçais si l'urine n'arrivait pas, et poussais l'instrument jusqu'à ce
que je pusse atteindre le but que je m'étais
proposé. Cette manœuvre m'a constamment
réussi, me réussit maintenant sans tâtonnemens avec ma sonde, et m'a démontré qu'on
pouvait presque toujours aller à la rencontre de l'urine.

Il est cependant quelques cas rares et tout-
à-fait exceptionnels, dans lesquels on ne saurait réussir à l'aide du moyen que je conseille.
Tel est le fait fort curieux que je place dans
une note, afin de ne pas déranger l'ordre de
ce travail (1).

____

(1) *Scorbut; plusieurs hématuries à la Guadeloupe; pneumorrhagies répétées en France;*

SECTION V.

Moyens proposés par Franco, Levret, Jean-Louis Petit, Desault, et le docteur Mayor de Lausanne, pour remédier aux inconvéniens qu'offrent les yeux des sondes.

Le meilleur instrument pour parcourir l'u rèthre serait assurément une bougie en gomme élastique, s'il n'était indispensable que les al-

---

hématurie très-abondante en 1825; hémoptysie nouvelle; hématurie légère en 1826 persistant trois mois; dysurie en Juillet 1827; cathétérisme et deux fausses routes; hémorrhagies répétées de l'urèthre, occasionnées par les yeux

galies dont on se sert pour vider la vessie, fussent pourvues d'un ou de deux yeux. Cette nécessité et l'observation judicieuse faite par quelques-uns de nos prédécesseurs, que les

---

de la sonde; nouveau cathétérisme vidant la vessie ; rétrécissement organique du canal constaté ; hématurie, hémorrhagie de l'urèthre causées par les efforts qu'il fallait faire pour pénétrer dans la vessie; tuméfaction des deux testicules et du pénis; fièvre; rétention complète d'urine; ponction hypogastrique; cinq cautérisations du rétrécissement uréthral ; hématurie; inflammation et tuméfaction de la verge ; caillots stagnans dans la vessie; nouvelle hématurie ; cystotomie sus-pubienne ; suture de la vessie; pneumonie chronique s'aggravant; marasme et mort.

M. R......, ex-colon de la Guadeloupe, âgé de soixante-deux ans, était pâle, grêle, bilieux et presque toujours malade. Durant son très-long séjour aux Antilles (ce malade était de Marseille), il avait souvent éprouvé de fortes atteintes de scorbut et uriné du sang trois ou quatre fois; il eut de fréquentes pneumorrhagies dès son arrivée à Bordeaux (1821). Une

yeux des sondes occasionnaient de la douleur
en traversant le canal, et amenaient les embarras que j'ai déjà signalés, portèrent jadis
de célèbres chirurgiens à proposer des amé-

---

toux continuelle, de l'oppression, des palpitations
de cœur, etc., remplissaient les intervalles d'une
hémoptysie à l'autre. Ces hémorrhagies cessèrent en
1825, mais pour être remplacées par une hématurie
copieuse d'abord, qui dura ensuite pendant près de
six mois à un assez faible degré pour ne teindre
que légèrement les urines. Un petit voyage fait dans
le mois d'Octobre de la même année, et pendant un
froid humide, provoqua une nouvelle pneumorrhagie :
l'hématurie cessa. Ce fut alors qu'on crut M. R.....
décidément phthysique. Néanmoins les soins éclairés
de M. le docteur Boniol le rappelèrent encore à la
vie, mais pour la traîner souffrante et misérable jusqu'à la fin de 1826, époque à laquelle reparut une
légère hématurie, qui dura près de trois mois et le
soulagea beaucoup.

Une nouvelle hémoptysie eut lieu vers la fin de
Septembre 1826. L'oppression, la toux, de violentes
palpitations de cœur, la fièvre, quelques taches scor-
butiques sur la peau, la tuméfaction douloureuse et

liorations. Franco et Levret avaient remarqué les premiers que des plis, que des rides de la membrane muqueuse de l'urèthre s'introduisaient dans les yeux des sondes, y étaient

---

le saignement des gencives s'ajoutèrent aux souffrances et au danger du malade, qui demeura valétudinaire pendant tout l'hiver 1826-27, et ne parut un peu se remettre que dans le mois d'Avril.

M. R.... se trouvant empêché d'uriner le 9 Juillet 1827, fit prier son chirurgien de l'aller voir. La saignée, un demi-bain et quelques autres moyens ayant été inutilement employés, il fallut recourir à la sonde. Bien qu'on procédât au cathétérisme avec une grande dextérité, les difficultés étaient si grandes que cette opération ne put être faite qu'avec quelques efforts, qu'après beaucoup de tâtonnemens et qu'en ouvrant une fausse route. Le soir du même jour, les 10 et 11 Juillet, deux fois toutes les vingt-quatre heures, force fut d'en revenir aux mêmes efforts, aux mêmes tâtonnemens, qui eurent pour résultat une nouvelle fausse route située à deux pouces plus bas que la première et sur la paroi opposée de l'urèthre. Le 12 Juillet enfin on ne put plus sonder M. R.... : chaque tentative ensanglantait le malade, et la sonde allait tou-

déchirés, ou qu'ils embarrassaient au moins beaucoup la marche de l'instrument. Pour obvier à d'aussi graves inconvéniens, ils proposèrent *seulement* de supprimer les ouver-

---

jours se glissant alternativement dans les deux fausses routes. J'arrivai sur ces entrefaites. Le cathétérisme, auquel je procédai immédiatement, fut facile jusqu'à six pouces du méat urinaire, où je donnai contre un obstacle que je franchis avec quelque peine. Le malade ayant uriné, je pris l'empreinte du rétrécissement que je reconnus avoir de dix à onze lignes d'étendue, et promis de commencer les cautérisations dès le lendemain. Le 12 au soir je voulus sonder le malade, mais ce ne fut qu'avec beaucoup de difficulté que je parvins dans la vessie : je me fourvoyai trois ou quatre fois dans les fausses routes; la sonde prenait toujours la direction des deux perforations du canal, quoi que je fisse pour les éviter et pour suivre l'axe de l'urèthre. Je recommençai l'opération en exagérant les préceptes que donne Ledran pour sonder, c'est-à-dire *en tirant fortement la verge sur la sonde, tandis que je poussais la sonde dans la verge.* Cet expédient réussit, et je continuai d'avancer librement jusqu'à l'obstacle cité. Ces traverses

tures latérales des algalies, et de les remplacer par un bec perforé, terminal, auquel on adapterait un mandrin, renflé en dehors, à l'aide duquel on pourrait retenir ou laisser

---

dans le cathétérisme occasionnèrent beaucoup de douleur, ensanglantèrent le canal et provoquèrent une hématurie. En somme, le malade n'éprouvait point un très-pressant besoin d'uriner, parce que l'urine s'écoulait goutte à goutte dès que l'hémorrhagie avait cessé.

13 *Juillet*. Je trouvai M. R.... pris d'une forte fièvre ; la verge tuméfiée, excessivement douloureuse, était en demi-érection ; le méat urinaire, très-resserré, ne permettait pas l'introduction de la plus petite bougie. Tuméfaction des deux testicules, cordons testiculaires rénittens, douloureux ; abdomen légèrement météorisé, soif très-vive. — (Douze sangsues sur le scrotum, douze au périnée et douze à la racine de la verge ; fomentations émollientes sur l'abdomen. Je fais entourer la verge avec des linges trempés dans une décoction de graine de lin et de têtes de pavots).

Le malade ne pouvait plus uriner, la vessie se distendait à vue d'œil, les douleurs devenaient intolérables et les moyens employés n'avaient produit au-

sortir les urines. Jean-Louis Petit alla plus loin après eux, et se servit d'un instrument qui avait une extrémité vésicale absolument semblable à celle du porte-caustique dont on

---

cun amendement sur l'état de la verge, des testicules, etc. Les momens étaient précieux, et c'en était fait de la vie de M. R...... si mon confrère M. Ducos et moi, tardions trop d'en venir à un moyen prompt de faire cesser les pénibles angoisses et le danger auquel il allait succomber. Je fis part à la famille de ce qu'il y avait à craindre et de ce qu'on pouvait espérer en faisant la ponction hypogastrique. — Je procédai à cette opération, qui amena, en moins de vingt-quatre heures, l'amélioration graduelle de l'état de la verge, des testicules et des cordons des vaisseaux spermatiques.

14 *Juillet.* Pour m'assurer de la distance à laquelle se trouvait être le rétrécissement déjà noté, j'introduisis dans l'urèthre une bougie creuse N.º 6, graduée en pouces et en lignes. A peine fus-je parvenu à la fosse naviculaire, que le malade poussa des cris effrayans, me pria de le laisser et m'assura ensuite avoir éprouvé une douleur excessive. Rien ne s'opposant au passage de la bougie, je me rendais dif-

se sert maintenant. L'imperfection de ce cathétérisme fit qu'on renonça à cette modification des algalies, et qu'on s'en tint à avoir
des stylets renflés en olive, pour boucher

---

ficilement compte de ce qu'il venait de ressentir. En
réfléchissant néanmoins, d'un côté, à toutes les vio-
lences, à l'excès d'inflammation et à la double perfora-
tion supportés par l'urèthre; de l'autre, à la constitution, à tous les antécédens maladifs de M. R...., je
dus penser que cette exagération de sensibilité, lors
du contact de la bougie sur les parois du canal,
n'était due qu'à la perte de substance d'une portion
de la membrane muqueuse, résultant *peut-être* d'un
ramollissement qui était lui-même la conséquence
de l'inflammation et de l'épaississement. Cette induc-
tion n'était point forcée (notez que M. R.... avait
été scorbutique pendant toute sa vie), et me paraissait être en harmonie avec ce que nous savons
aujourd'hui touchant les maladies des membranes
muqueuses, quoi qu'en ait dit M. le professeur Cru-
veilher dans son article *Anatomie pathologique*
du Dictionnaire de médecine et de chirurgie pratiques.

Cette fàcheuse circonstance m'imposait l'obligation

aussi hermétiquement que possible les yeux de la sonde. Mais on sait qu'il n'est qu'un bien petit nombre de praticiens qui usent de cette précaution, d'ailleurs insuffisante. On

---

de ne plus explorer, mais surtout celle de ne pas cautériser le canal. En fatiguant l'urèthre, j'avais à craindre la destruction d'une grande portion de sa membrane muqueuse, l'oblitération du canal et conséquemment une ou plusieurs fistules uréthrales ; en attendant au contraire (et je pouvais le faire à l'aide de l'ouverture hypogastrique), je devais espérer le retour à l'état normal.

18 *Juillet*. Quoique je n'eusse pas la preuve matérielle du ramollissement de la muqueuse uréthrale et de sa destruction partielle, je craignais l'oblitération du canal et poussai une légère injection huileuse tiède dans l'urèthre, pour m'opposer à l'adhésion de ses parois. Cette injection fit éprouver un sentiment de brûlure très-vif ; toutefois je recommandai d'y revenir, avec de l'huile froide, trois ou quatre fois par jour, et crus devoir ajourner encore la cautérisation.

Le malade se trouva assez bien jusqu'au 25 Juillet : la fièvre avait cessé ; le gonflement du pénis, des testicules et des cordons testiculaires avait entièrement

comprendra de reste, en effet, qu'un renflement olivaire de l'extrémité vésicale du stylet ne peut remplir le but que très-imparfai-
tement : d'abord, parce qu'un corps de cette

---

disparu ; les urines passaient en partie par la canule
du trois-quarts et en partie entre la plaie et la canule.
Dans cet état, M. R.... restait assis dans un large
fauteuil pendant trois et quatre heures de suite.

Je pris l'empreinte du rétrécissement le 26 Juillet,
et le cautérisai avec la sonde porte-caustique courbe
du professeur Lallemand, sans causer de trop fortes
douleurs. Quatre cautérisations ultérieures détruisi-
rent complètement cette coarctation. L'urine et une
sonde passaient librement dans le canal, et j'étais près
de retirer la canule de l'hypogastre, quand, le 2 Août,
survinrent à la fois une hématurie considérable, accompagnée de douleurs très-fortes de la vessie, l'inflammation et le gonflement du pénis. Le sang ne
pouvant plus passer par l'urèthre séjourna dans la
vessie, qu'il distendit ; des caillots énormes et bosselés
se formèrent. Des sangsues appliquées à la racine de
la verge et sur le trajet du canal amendèrent l'inflammation et me permirent de passer une sonde pour
délayer les caillots avec de l'eau tiède, et pour aspi-

forme introduit dans la sonde et mis en rapport aussi exact que possible avec ses yeux,
ne saurait les fermer sans qu'il reste une rainure assez profonde; ensuite parce qu'il fau-

---

rer le sang à l'aide d'une seringue en faisant le vide.
Je n'omis pas les applications froides sur le ventre et
sur les cuisses, pas plus que les boissons acidulées et
les lavemens froids (a).

Je prends la liberté de citer ici textuellement les
conseils donnés par Boyer en pareille occurrence. On
verra par là, je l'espère, qu'il faut savoir prendre
un parti et faire autrement que le conseillent les
auteurs, quand on ne peut pas réussir en suivant les
préceptes donnés par eux.

« Lorsque le sang épanché et coagulé dans la vessie
forme des caillots assez gros et assez solides pour ne
pouvoir s'engager dans l'urèthre et être expulsés par
le canal, dit Boyer, le malade éprouve les symptômes de la rétention d'urine : l'hypogastre devient
tendu et douloureux, la fièvre s'allume, le hoquet
survient, et si on ne se hâte de débarrasser le vessie

(a) Tronchin et Vanswiéten citent chacun un cas d'hématurie
dans lesquels les caillots sortirent en très-grande quantité par l'u-
rèthre qui leur servait de filière. Plusieurs de ces caillots étaient
d'une longueur démesurée.

drait, pour que l'oblitération fût parfaite, qu'on taillât et l'olive et les ouvertures de l'algalie, de façon à établir un biseau aux dépens des surfaces externes de l'une (l'olive), et aux

---

du sang qui la remplit, l'inflammation peut gagner le bas-ventre et faire périr le malade. On doit alors introduire dans la vessie une sonde d'un gros calibre pour évacuer le sang et l'urine. Si les caillots ne peuvent sortir par cet instrument, il faut tâcher de les diviser et de les délayer en poussant dans la vessie des injections d'eau tiède. On emploiera en même temps les moyens généraux propres à prévenir ou à combattre l'inflammation, et on conseillera surtout une boisson abondante, afin que les urines concourent avec les injections à dissoudre les caillots et à en favoriser l'expulsion. Si ces moyens ne suffisaient pas, on tenterait de pomper les caillots amollis et le liquide retenu, au moyen d'une seringue adaptée à l'algalie. Il est à peine nécessaire de dire que pour assurer le succès de ce *pompement*, il faut que le tube de la seringue remplisse exactement le pavillon, pour que l'air ne puisse pénétrer entre ces deux instrumens. *Chirurgie de Boyer, tom.* 9, *pag* 105 *et* 106.

L'emploi de ce moyen réussit chez M. R... comme

dépens des surfaces internes des autres (les yeux). Mais en supposant une pareille exactitude de construction, qui devrait aller du reste jusqu'à n'altérer en rien la forme et le

---

il avait réussi chez le curé dont l'opération fut communiquée à l'Académie royale de Chirurgie par Maigrot.

Cela terminé, je sortis la canule de la plaie hypogastrique, et plaçai une sonde en gomme élastique à demeure dans la vessie. A peine m'étais-je retiré (2 Août, une heure après-midi) qu'une très-forte hématurie reparut; et de recourir au moyen déjà employé qui réussit en partie. Il resta néanmoins des caillots dans la vessie qui ne sortirent que partiellement dans la nuit, par filières fibrineuses, très-longues et moulées sur l'urèthre. Quoi qu'il en fût, je palpai encore quelques-uns de ces caillots à travers les parois de l'hypogastre qui n'était plus aussi tendu. Tous mes efforts, toutes mes tentatives pour les délayer et pour les pomper furent inutiles. Epouvanté alors, et craignant que la continuation de l'hémorrhagie, que l'impossibilité de dissoudre les caillots pour débarrasser la vessie, que les douleurs et les syncopes ne fissent périr le malade, je demandai une consultation. M.

poli d'un cylindre parfait , comment concevoir la possibilité de faire arriver un renflement olivaire , compacte , métallique, sans mécanisme , sans moyen d'extension et de re-

---

le docteur Canihac, de Bordeaux, arrive le 3, examine le malade et partage mon sentiment touchant la nécessité de pratiquer la cystotomie sus-pubienne si on ne pouvait pas parvenir à débarrasser la vessie.

Cependant les caillots restans se ramollirent dans la vessie en se mêlant à l'urine , et le malade fut assez heureux pour les expulser très-délayés sans avoir besoin de recourir à la plus petite manœuvre. On crut M. R.... sauvé. Il passa les sept jours suivans dans un état très-satisfaisant : ses forces revenaient, le moral était rassuré, quand, dans la soirée du 10 Août, quelques gouttes de sang sortirent par la verge. Des caillots très-consistans et moulés sur l'urèthre furent expulsés pendant toute la nuit du 10 au 11 ; le malade était pâle, décoloré, sans pouls, et avait de fréquentes syncopes. L'hypogastre tendu, très-douloureux, était inégalement bosselé par les caillots dont on distinguait fort bien les saillies. J'usai du moyen dont je m'étais déjà servi , mais en pure perte. Mes essais, mon zèle, ma persévérance, tout

trait, comment le faire arriver de l'intérieur de l'algalie jusqu'au niveau de sa paroi externe, ce qui fait un quart de ligne pour chaque côté de l'instrument ? comment encore

---

importunait et faisait horriblement souffrir M. R...., qui était sans ressource quand je proposai à ses parens et à ses amis d'en venir à l'opération dont M. Canihac et moi étions convenus si le cas échéait. On me laissa faire (1).

11 *Août*. Aidé par mon confrère M. Ducos, et en

(1) Hunter rapporte des cas dans lesquels la sonde ordinaire avait été poussée à travers la partie saillante de la glande prostate jusque dans la vessie, et avait ainsi procuré une sortie pour l'urine ; mais une fois, dit-il, le sang provenant de la blessure pénétra dans la vessie, et augmenta la quantité de liquide qui la distendait. On essaya de faire usage de la sonde une seconde fois; mais ne pouvant réussir, on m'envoya chercher. J'introduisis la sonde jusqu'à ce qu'elle parvînt à l'obstacle, soupçonnant qu'il était dû à la saillie de la glande prostate. Je portai le doigt dans l'anus, et reconnus, en effet, que le volume de ce corps était beaucoup augmenté. En déprimant alors le pavillon de la sonde, ce qui nécessairement en souleva la pointe, je parvins à franchir cet obstacle; mais malheureusement le sang s'étant coagulé dans la vessie, boucha les yeux de la sonde, et me força de la retirer à plusieurs reprises pour la nettoyer. Je continuai ainsi pendant plusieurs jours, et, craignant que le coagulum ne finît par produire la mort, je proposai de pratiquer l'opération de la taille; mais le malade mourut avant qu'on la fît, et par l'autopsie, on reconnut la nature de la lésion, etc. (*On the venereal disease*, 2.ᵉ éd., *pag.* 172).

dégager l'olive des ouvertures que je suppose exactement fermées par elle ? Conçoit-on d'ailleurs qu'un corps solide, incompressible, sans élasticité et engagé dans l'algalie, puisse

---

présence de plusieurs amis du malade, j'incisai en deux temps et avec les précautions d'usage, les parois hypogastriques sur la ligne blanche, en commençant à trois pouces au-dessus de la symphyse du pubis (la longueur ordinaire de l'incision est de trois à quatre travers de doigt), pour terminer à quatre lignes environ au-dessus de l'angle que forme la peau pour aller revêtir le pénis. La vessie étant ouverte, il me fut impossible d'obtenir la sortie d'un seul caillot, tant les contractions de cette poche étaient énergiques, et tant ces contractions la faisaient s'appliquer fortement sur ces agglomérations sanguines.

Des fomentations émollientes appliquées sur tout l'abdomen furent le seul moyen auquel je pus recourir, en attendant que les contractions de la vessie cessassent.

Deux heures après l'opération, le malade étant moins tourmenté par les efforts d'expulsion de la poche urinaire, j'incisai, je divisai le caillot énorme qui se présentait le premier, et en obtins la sortie. Je

boucher exactement les deux ouvertures , puisse ainsi compléter un cylindre parfait , puisse être facilement retiré et rentrer dans le calibre intérieur de l'instrument , nécessai-

---

pus dès-lors aller à la recherche des plus superficiels, que j'extrayais de la même manière. Malgré tous mes soins, ce ne fut que dans la nuit du 11 au 12 Août que le malade rendit par la plaie une masse énorme de caillots noirâtres, glutineux, ramollis et infects, dont son ami, M. Rochoux, favorisait la sortie. Un soulagement complet, un sentiment de bien-être étonnant et *le retour à la vie* succédèrent à ces angoisses, à ces douleurs et à l'agonie dont nous avions été les témoins. Le lavage de la vessie acheva de la débarrasser des caillots. Le lendemain de cette opération (12 Août), j'essayai de réunir la plaie par première intention avec des bandelettes agglutinatives, dont je secondai l'action par l'application de compresses graduées placées de chaque côté, et de façon à ce qu'étant comprimées de dehors en dedans par un bandage de corps, elles affrontassent ses bords aussi exactement que possible.

Le malade urine largement par l'urèthre.

Malgré toutes mes précautions, et dès le 15 Août,

rement plus restreint que le calibre extérieur, puisqu'on a pour différence, entre ces deux surfaces, l'épaisseur des parois pour chaque côté, ce qui donne demi-ligne en moins du dehors au dedans, et demi-ligne en plus du

---

toute l'urine passait par la plaie qui n'avait aucune tendance à se cicatriser. Je plaçai le même bandage que la première fois sans plus de succès. Ne voyant pas la possibilité d'obtenir la cicatrisation de la plaie, je me décidai à faire la suture de la vessie dans la matinée du 17 Août, toujours aidé par mon confrère M. Ducos, et en présence de MM. Couderc et Rochoux, de la Guadeloupe. J'y procédai en me conformant aux indications données par M. Pinel-Grandchamp (sauf cependant les modifications indispensables pour opérer sur le vivant) dans son mémoire intitulé : *Expériences sur les animaux, tendant à établir les avantages de la suture pour obtenir la réunion des plaies de la vessie et s'opposer aux épanchemens urineux,* mémoire sur lequel MM. Lisfranc, Maingault et Amussat firent un rapport très-favorable dans la séance de l'Académie royale de Médecine du 13 Avril 1826. Avant de terminer cette opération, je plaçai une canule re-

dedans au dehors ? Le mandrin renflé dont j'ai parlé plus haut est donc vicieusement construit, et ne remédie pas du tout aux inconvéniens signalés par Franco , Levret et Jean-Louis Petit, touchant les yeux des sondes.

------

courbée dans l'angle inférieur de la plaie, moyen déjà conseillé par Sharp.

Ces manœuvres ne réussirent point : les parois de la vessie se déchirèrent, des lambeaux de tissus désorganisés et exfoliés (les aponévroses) par le contact permanent de l'urine furent souvent retranchés. Le malade était alternativement à toute extrémité ou sans fièvre, sans douleurs, se tenant assis sept à huit heures de suite. L'urine passait, tantôt par l'urèthre et tantôt par la plaie.

M. R.... vécut dans cet état pendant près de deux mois, c'est-à-dire, depuis le 18 Août jusqu'au 12 Octobre. Vers la dernière quinzaine seulement, la pneumonie chronique et le marasme firent des progrès effrayans : le malade périt d'épuisement et de douleur.

Les parens s'obstinèrent à ne pas permettre la nécropsie, quoique je l'eusse vivement sollicitée.

Réclamation que j'adressai à l'Académie royale de

Desault perfectionna réellement les algalies dont on se servait de son temps, en plaçant sur les côtés, près de leur extrémité vésicale, des yeux elliptiques à bords arrondis, au lieu des fentes longitudinales qu'on y fai-

---

Médecine de Paris, le 28 Décembre 1827, relativement à ce fait.

En parcourant le numéro de Septembre 1827 des Archives générales de Médecine, disais-je, et le compte-rendu de la séance du 16 Août, 1827 aussi, de l'Académie royale de Médecine (section de chirurgie), j'ai lu le précis de deux opérations de cystotomie sus-pubienne, faites par M. Amussat. Chez l'un des sujets, il pratiqua la suture de la vessie, plaça une canule recourbée dans la plaie hypogastrique de l'autre, et réunit au-dessus par première intention seulement, à cause du racornissement de la vessie qui s'opposait à ce que les bords de la plaie fussent bien saisis et traversés par les aiguilles. Séance tenant, M. Lisfranc *rappelle que l'idée de pratiquer la suture de la vessie est due à M. Pinel-Grandchamp, qui a soumis, il y a dix-huit mois, à la section un mémoire contenant des expériences qu'il avait tentées à ce sujet sur des animaux.*

sait avant, dans lesquelles la membrane muqueuse s'engageait souvent, et était pincée et lacérée de manière à occasionner une douleur aiguë et une hémorrhagie abondante. Il avait

---

M. Amussat répond qu'il ne prétend à la priorité de la suture de la vessie, que pour l'avoir pratiquée sur le vivant, l'opération sur le cadavre présentant beaucoup moins de difficultés.

En Août dernier (1827), j'eus l'occasion de faire l'opération de la taille par le haut appareil sur M. R...., de la Guadeloupe. *Le* 17 *du même mois* (le lendemain) je fus obligé, à cause d'une circonstance que je crois unique dans les annales de la science, de pratiquer la suture de la vessie et de placer auparavant, dans l'angle inférieur de la plaie, une large canule en gomme élastique préalablement recourbée à l'aide d'un mandrin. L'opération de cystotomie sus-pubienne et la suture de la vessie furent faites en présence de mon confrère M. Ducos, et de plusieurs autres personnes, notamment de M. Rochoux, cousin de M. le docteur Rochoux, de Paris.

La priorité d'invention appartiendrait sans doute à M. Amussat et à moi, si nous étions les deux seuls praticiens qui eussions conçu les premiers l'idée de

toutefois pressenti qu'il restait quelque chose à faire pour rendre les ouvertures des algalies tout-à-fait inoffensives pour la membrane muqueuse de l'urèthre, puisqu'il les remplis-

---

faire la suture de la vessie; mais sachant que cette prétention n'est pas fondée, je me contente d'avoir eu les mêmes idées que l'un des chirurgiens les plus distingués de Paris, qui ne m'avait point communiqué ses procédés, puisqu'il en rendit compte le 16 Août 1827 à l'Académie, et que j'opérai le lendemain 17 Août, 1827 aussi, à cent cinquante-six lieues de la capitale (à Podensac).

Tout en faisant la part du talent très-supérieur de MM. les docteurs Amussat et Lisfranc, on peut leur reprocher d'avoir à tort prétendu que l'exécution de la suture des tégumens hypogastriques et l'indication de la suture de la vessie elle-même, dans la taille hypogastrique, dataient de notre époque. Ces chirurgiens savent probablement que de célèbres praticiens, nos devanciers, ont pratiqué le premier de ces accessoires de la cystotomie sus-pubienne (suture des tégumens), et que d'autres, non moins recommandables, ont seulement proposé le second (suture de la vessie).

Gehler, Prœbisch, Berrier, J. L. Petit, Dou-

sait avec de la graisse. (*OEuvres chirurgicales de Desault, tom.* 3, *pag.* 118).

« Je me suis servi pendant plusieurs années, dit M. Mathias Mayor, de Lausanne, dans son mémoire sur le cathétérisme simple et forcé, et sur le traitement des rétrécissemens de l'urèthre et des fistules urinaires ; je me suis servi, dit cet ingénieux chirurgien, de sondes métalliques *pleines*, pour dompter les rétrécissemens uréthraux, et j'en

---

glas, Solingen, Palucci, Thornhill, Rossi et frère Côme, conseillent la suture de la vessie et des tégumens, et n'ont trouvé aucun praticien, si ce n'est M. Amussat et moi, qui fût tenté de suivre leurs avis. On doit donc savoir fort bon gré au savant chirurgien de Paris (M. Amussat) d'être convenu qu'il fallait renoncer à ce moyen de réunion, lors de la taille par le haut appareil, et de partager en cela l'opinion des hommes éclairés qui réservent la suture pour un assez bon nombre de cas dans lesquels elle ne mérite pas la réprobation presque générale dont Pibrac avait voulu la frapper dans son Mémoire sur l'abus des sutures.

avais emprunté la forme aux Anglais. Plus tard, j'ai essayé de les rendre creuses, et je me serais volontiers tenu dès-lors à ces dernières, si je n'avais craint le frottement des parois de l'urèthre, et leur lésion par les yeux de cet instrument, lors du cathétérisme forcé. Cependant, j'ai reconnu ensuite qu'en étranglant l'endroit où ces trous sont placés, de manière qu'ils se trouvent sur une portion du tube légèrement plus étroite que le bec et le reste de la sonde, ou en évasant ces trous, comme je le dirai bientôt, cet inconvénient ne pourrait plus avoir lieu ; aussi je ne me sers plus aujourd'hui que des cathéters *creux* pour toutes les opérations et affections qui nous occupent ; c'est encore un véritable progrès vers la simplicité et l'économie. — Ces cathéters sont, ainsi que je l'ai déjà dit, de métal. L'or et l'argent iraient sans doute très-bien ici ; mais l'étain ou telle composition ou alliage seront toujours suffisans,

pourvu qu'ils soient *à bas prix, assez résis-
tans, susceptibles d'un très-beau poli et peu
cassans,* conditions essentielles. Les grosses
algalies d'argent ont cependant cet inconvénient, qu'étant faites ordinairement d'une
feuille très-mince, les yeux se trouvent par
là bien évidemment un peu tranchans ; tandis que les parois des cathéters d'étain sont
épaisses, et que leurs ouvertures peuvent être
arrangées de manière à ne jamais blesser ; il
suffit de les évaser et arrondir convenablement ».

C'est afin qu'on ne me reproche pas d'avoir
omis à dessein *un perfectionnement,* que je
viens de citer tout au long ce que dit le docteur Mayor, de Lausanne, touchant les yeux
des algalies, dont il a compris, comme beaucoup d'autres et moi, tous les désavantages.
Sa modification n'ayant aucune valeur quant
à l'objet que j'ai en vue, je ne m'arrêterai
pas à la critiquer, à censurer l'œuvre d'un

chirurgien habile, qui a pu se tromper sans doute, ainsi qu'on le lui a trop sévèrement reproché, mais qui n'en est pas moins digne, à mon sens, de la haute position scientifique où la plupart de ses ingénieuses créations l'ont placé.

CHAPITRE II.

—◦—

Description d'une sonde à obturateurs mo-
biles, destinée à rendre le cathétérisme
plus facile, exempt de douleur, et à trou-
ver plus sûrement qu'avec d'autres ins-
trumens les pierres contenues dans la
vessie.

—◦—

SECTION PREMIÈRE.

Description de la sonde à obturateurs
mobiles.

L'algalie à obturateurs mobiles (*voyez la*
planche, fig. 1, 2, 3, 4 et 5) a neuf pouces
huit lignes de long, deux lignes et demie de
diamètre, est percée de deux ouvertures pla-

cées à inégale distance et correspondant aux parois pelvienne et périnéale de l'urèthre , au lieu de correspondre à ses parois latérales , comme cela se pratique ordinairement. Sa courbure est peu prononcée. Cet instrument est pourvu, 1.º de deux anneaux; 2.º d'un curseur à vis de pression ; 3.º d'un mandrin aux extrémités duquel sont, d'un côté (extrémité manuelle) , un bouton à écrou, de l'autre (extrémité vésicale), un renflement articulé terminé par deux ressorts en acier supportant chacun un obturateur ; 4.º d'un coulant, d'un *dépressoir* à deux branches très-déliées.

Les dimensions de cette algalie remplissent bien l'une de mes vues , puisque c'est avec des instrumens fortement calibrés qu'on déplisse plus facilement la membrane muqueuse de l'urèthre chez les vieillards et chez les adultes , toutes choses égales d'ailleurs. La grandeur des anneaux sert à bien tenir l'instrument ; le bouton à écrou s'oppose à ce que le curseur sorte de dessus le mandrin quand il est lâche, et ce curseur lui-même est destiné à marquer, sur le mandrin aussi, le point où il faut s'arrêter pour que les obturateurs arrivent sans tâtonnemens dans les yeux de la sonde. La vis de pression du curseur doit servir de *guidon* pour bien diriger les ressorts élastiques du mandrin, lors de leur introduction et pendant leur trajet dans la sonde.

La position des deux yeux de l'algalie serait vicieuse, si je devais faire pénétrer cet instrument dans l'urèthre sans qu'ils fussent fermés, puisque l'un des deux, l'inférieur, se trouverait être en rapport immédiat avec les saillies et les nombreux replis qu'on rencontre sur la paroi périnéale ou scrotale du canal. J'ai dû les placer comme je l'ai fait, afin que l'articulation du mandrin, que le point de jonction des ressorts, que les ressorts eux-mêmes et que les obturateurs qu'ils

supportent, fussent dans le sens le plus favo-
rable pour être introduits, pour marcher,
pour se développer et pour rester appliqués
sur les ouvertures.

SECTION II.

Manière de monter la sonde à obturateurs mobiles, et description de la manœuvre propre à opérer le cathétérisme avec cet instrument.

Je suppose la sonde démontée et toutes les pièces séparées comme elles le sont sur la planche, *figures* 1, 2 et 4.—Voici de quelle manière on doit la monter : il faut d'abord prendre la sonde, *fig.* 1, en plaçant le doigt indicateur de la main gauche dessus, et le pouce dessous les points de ce cylindre qui correspondent aux anneaux C, C. On arme ensuite la main droite du mandrin, *fig.* 2, préalablement pourvu de son curseur I, dont la vis de pression, servant de *guidon*, doit être vis-à-vis le ressort supérieur et le plus long A, *fig.* 2. On presse avec le pouce et l'indicateur, toujours de la main droite, les ressorts B, B, *fig.* 2, on les rapproche, et on introduit les obturateurs dans l'ouverture D de la sonde, en faisant que le supérieur, que celui qui est supporté par le plus long ressort, réponde à la paroi supérieure ou pubienne de la sonde ; que l'inférieur, que celui qui est supporté par le ressort le plus court, réponde à la paroi inférieure ou périnéale du cylindre. On fait alors avancer le mandrin dans la sonde, en ayant grand soin de suivre la même direction, d'ailleurs tracée par le *guidon* d'une part, et par les yeux de l'autre. Quand l'instrument est monté comme on le voit à la *fig.* 3, on peut procéder au cathétérisme. Mais avant de décrire cette opération, faite avec la sonde à obturateurs mobiles, j'ai quelques mots à dire sur les modifications à faire subir à l'instrument , selon qu'on cherche à obtenir tel ou tel résultat.

S'il ne s'agit que de transformer une sonde, ayant les yeux ouverts , en une bougie mé-tallique parfaitement calibrée, de simples obturateurs suffisent et servent à boucher et à ouvrir très-facilement les deux ouvertures de l'instrument. On peut pousser le fini de la fabrication jusqu'à ne pas laisser voir de rainure , de vide , d'inégalités entre les yeux et les obturateurs. L'aller et le retour des doigts ou des lèvres sur cette partie de la sonde ne fait découvrir aucune aspérité , aucun enfoncement ; le calibre est parfaitement conservé. Mais cette facilité d'ouvrir et de fermer les ouvertures de l'algalie, à l'aide du mandrin seulement, en le retirant ou en le poussant , laisse quelque chose à désirer pour les personnes qui veulent la perfection en tout, et que je ne dois pas dissimuler.

Lorsque l'instrument a pénétré dans la ves

sie, un peu, très-peu d'urine filtre à travers
ses ouvertures, parce que la partie des obturateurs qui répond à l'extrémité manuelle
de la sonde ne fait pas saillie, ne forme pas
un relief aussi prononcé que le reste de leur
circonférence. J'avais facilement remédié à
ce très-léger inconvénient, si c'en est un, en
faisant placer près de l'entrée, près de l'extrémité manuelle de la sonde, un robinet
semblable à celui dont l'algalie droite de M.
Amussat est pourvue, pour retenir ou permettre la sortie des urines. L'ingénieux M.
Charrière, de Paris, qui a eu la complaisance
de m'envoyer une sonde à obturateurs mobiles de sa façon, copiée sur la mienne, y a
fait une modification qui a quelqu'avantage,
en ce qu'elle s'oppose complètement à la sortie
des urines par les yeux de l'instrument. Cette
modification consiste en une saillie, en un véritable relief des obturateurs, égal pour toute
leur circonférence, qui est dépassée par une

surface légèrement convexe des ressorts, sorte de digue s'opposant parfaitement à la filtration des urines. — Cette fabrication est sans doute bien entendue, transforme on ne peut mieux la sonde en une bougie creuse, et remplit mon but sous ce rapport, mais ne permet pas d'ouvrir les yeux de l'algalie quand cette algalie a pénétré dans la vessie. Or, c'est ce que je veux pouvoir faire à volonté, et c'est ce que je fais avec la plus grande facilité en me servant de mon premier instrument, si bien fait par MM. Bataille père et fils, de Bordeaux. — Toutefois M. Charrière a parfaitement résolu le problême, en ajoutant à ma sonde le coulant ou *dépressoir*, *fig.* 4. Ce petit instrument, composé de deux longues branches flexibles en argent 3, 3, *fig.* 4, et réunies par un anneau 4, est terminé par deux gouttières assez profondes 1, 2, d'inégales longueurs. Lorsque le mandrin, *fig.* 2, est placé dans la sonde, *fig.* 1, et que ces deux pièces réunies forment l'instrument, *fig.* 3, on dévisse le bouton à écrou E, on sort le curseur D de dessus le mandrin, et on engage les deux extrémités rapprochées du *dépressoir* 1, 2, *fig.* 4, dans l'ouverture de la sonde C, *fig.* 3, en ayant la précaution de placer l'extrémité la plus longue de ce *dépressoir* 2, de façon à ce qu'elle puisse répondre à l'obturateur supporté par le plus long ressort, et l'extrémité la plus courte 1, de manière à ce qu'elle réponde à l'obturateur supporté par le ressort le plus court. Cela fait, les deux extrémités du *dépressoir* étant creusées en gouttières et embrassant presque toute la circonférence du mandrin, on pousse ce petit instrument jusqu'à ce qu'il arrive au niveau de l'articulation du mandrin D, *fig.* 2, ce dont on peut s'assurer par des mesures prises d'avance. Tel est l'instrument représenté par la *fig.* 5.

On a dejà dû pressentir qu'il n'y avait

rien de changé quant au mode de sonder avec l'algalie à obturateurs mobiles. Ce sont les mêmes précautions, les mêmes soins à prendre qu'avec les instrumens dont on se sert habituellement. Je dois seulement indiquer la manœuvre à suivre, selon qu'on veut sonder en laissant ou en ne laissant pas les urines dans la vessie, selon qu'il importe d'explorer la vessie pleine ou vide.

Lorsque l'algalie, *fig.* 3, est arrivée dans la vessie et qu'on veut la vider, on n'a qu'à tirer à soi quatre lignes du mandrin, et aussitôt l'urine arrive, si du moins on a ouvert le robinet qu'on a oublié de figurer sur la planche. Veut-on de nouveau boucher les ouvertures de la sonde? on pousse le mandrin d'autant de lignes qu'on l'avait retiré. Les ressorts jouent aussi facilement pour le retrait que pour l'écartement.

Si l'on tient à avoir une sonde sans robinet et à ne pas laisser passer une goutte d'urine, on se sert dans ce cas de l'algalie montée, *fig*. 5, dans laquelle on aura préalablement introduit l'instrument *fig*. 4, qui constitue la modification de M. Charrière. Lorsque cette sonde est dans la vessie et qu'on veut vider cette poche, on pousse légèrement l'anneau 1, 1, *fig*. 5. Les extrémités vésicales du *dépressoir* 1, 2., *fig*. 4, arrivant alors graduellement sur les ressorts du mandrin B, B, *fig*. 2, qui se trouvent être presqu'immédiatement appliqués contre les parois supérieure et inférieure de la sonde, font l'office de coins, et pressent ces ressorts l'un contre l'autre, de façon à ce qu'étant rapprochés, les obturateurs le sont aussi, rentrent, et laissent les ouvertures qu'ils bouchaient assez libres pour que l'urine s'écoule. On peut alors retirer le mandrin sans difficulté si on le désire, pourvu qu'on commence par le dégager du *dépressoir*. Si, au contraire, on veut refermer immédiatement les yeux de la sonde, on le peut faire en tirant le coulant à soi, qui laisse alors les ressorts élastiques s'écarter. — Toutes ces manœuvres se font sans embarras et avec la plus grande facilité.

Il résulte, je crois, de tout ce que j'ai exposé jusqu'ici dans ce travail, que l'algalie à obturateurs mobiles remplacera d'autant plus avantageusement tous les instrumens dont on se sert habituellement pour le cathétérisme, qu'on peut en adapter le mécanisme aux sondes droites et aux sondes en gomme élastique à courbure fixe. L'oblitération des yeux étant parfaite et le cylindre étant complété par les obturateurs, il me paraît démontré que l'instrument n'a aucun des inconvéniens qu'on reproche à ceux qui sont destinés au même usage, inconvéniens que je me suis efforcé de bien faire sentir.

SECTION III.

Du cathétérisme explorateur fait avec l'al-
galie à obturateurs mobiles.

Beaucoup de praticiens célèbres, et Boyer
entr'autres, recommandent instamment de
se servir d'une sonde creuse, en argent,
pour explorer la vessie alternativement pleine
et vide. On sait en effet que l'exploration de
cet organe est toujours plus complète, plus
exacte dans l'état de plénitude, parce qu'a-
lors les mouvemens de l'algalie sont plus libres et que les rides ou les replis de la membrane muqueuse se trouvent effacés. Cela
étant, on peut opérer avec mon instrument

sans embarras aucun, sans que l'urine s'écoule; on peut parcourir la vessie dans tous les sens, alternativement pleine et vide, sans être obligé d'ôter et de remettre la sonde, dont on n'a qu'à ouvrir ou qu'à fermer les yeux avec des obturateurs.

Lorsqu'on explore la vessie vide avec une sonde ordinaire, certains malades ressentent une vive douleur, dont j'indiquerai la cause après avoir exposé très-brièvement les considérations suivantes :

Tous les chirurgiens savent qu'il importe beaucoup, lorsqu'on place une sonde à demeure, de ne faire dépasser le col de la vessie par cet instrument que tout juste ce qu'il en faut pour que ses yeux plongent dans l'urine. Cette précaution est surtout fort essentielle quand la vessie est malade, quand le contact permanent d'un corps étranger avec sa membrane muqueuse ajouterait à l'excitation et rendrait le remède au moins illusoire, s'il n'était pas pire que le mal. — Mais l'exploration de la vessie, faite à vide, cause de la douleur à la plupart des malades, non pas précisément parce que le bec de la sonde heurte les parois de l'organe qu'on lui fait parcourir en tous sens, mais bien parce que les yeux de cet instrument sont embarrassés par la membrane muqueuse qui s'y engage. Je m'explique. Quoiqu'un assez bon nombre de médecins considère encore la vessie comme un organe creux à parois inertes, restant distendu, même quand il ne contient plus de liquide, il n'en est pas moins certain que, dans l'état de vacuité, les parois de cette poche, comme celles de tous les organes creux, sont appliquées les unes contre les autres, et que leur écartement exige toujours un certain effort. Cet acte physiologique est rigoureusement démontré par l'expérience suivante, qui m'appartient : Quand, à l'aide d'une algalie ordinaire, on injecte un liquide quelconque dans la vessie, cet organe est distendu, ses parois sont graduellement éloignées les unes des autres, ses replis s'effacent, et il ne cherche à se débarrasser de l'injection que lorsque la contraction des fibres de son corps, provoquée par la quantité ou la qualité du liquide, l'emporte sur la contraction des fibres de son col. Si l'on sort la sonde, la vessie se contracte sur le fluide qu'elle chasse vigoureusement par l'urèthre, ses parois sont réappliquées les unes contre les autres, laissent à peine quelque vide, quelqu'espace entr'elles, à moins qu'un corps étranger, qu'un calcul, par exemple, n'oppose un obstacle mécanique à leur rapprochement. Lorsqu'on laisse la sonde, au contraire, et qu'on a l'attention de l'enfoncer assez avant dans la vessie, cet organe se contracte, n'expulse qu'une certaine quantité du liquide qu'on voit bientôt s'arrêter brusquement. En tirant un peu la sonde à soi, l'écoulement re-

commence pour cesser encore brusquement,
et ainsi de suite jusqu'à ce que la vessie soit
vidée. Qu'arrive-t-il alors? La sonde ayant
été portée aussi avant que possible dans la
poche urinaire, comme je l'ai dit un peu plus
haut, celle-ci se contracte de son fond vers
son col, c'est-à-dire, de haut en bas et un
peu d'avant en arrière, en sorte que ses parois se rapprochent dans le même sens, ex-
pulsent l'urine graduellement, embrassent la
sonde, la pressent assez étroitement et bou-
chent ses deux ouvertures de façon à suspen-
dre tout-à-coup la sortie du liquide. Dans ce
cas, mais surtout lorsque le sujet sur lequel
on opère est irritable et nerveux, et que la
vessie est souffrante, le malade éprouve de
la douleur dès que les replis irréguliers de
la membrane muqueuse de la vessie s'engagent dans les yeux de la sonde. Au fur et à
mesure qu'on retire cet instrument et qu'on
s'arrête, les mêmes phénomènes se repro-

duisent. Maintenant, si l'on veut faire cesser la douleur, il suffit de distendre un peu la vessie par une injection. Cette expérience fort simple peut être répétée à volonté, et sert à démontrer que la recherche des calculs, faite avec une algalie ordinaire dans une vessie vide, est douloureuse, difficile et peut très-souvent exposer les plus habiles chirurgiens à ne pas pouvoir trouver des pierres dans un organe qui se contracte convulsivement chez certains individus. Ma sonde à obturateurs mobiles offre donc des avantages dans ces circonstances, puisqu'après avoir laissé l'urine s'écouler quand on a exploré la vessie pleine, on peut fermer les yeux de l'instrument avec les obturateurs, et la parcourir vide sans que le malade ait à souffrir du contact des yeux de la sonde avec les replis de la membrane muqueuse, qui s'y engagent très-certainement pour peu que les contractions soient énergiques.

Le peu de courbure qu'on donne maintenant aux algalies m'a permis de faire un instrument presque droit de la mienne , et de
m'en servir utilement dans quelques circonstances où les sondes courbes ne pourraient
rencontrer des calculs vésicaux.

On voudra bien me permettre de rapporter ici ce que dit M. Leroy d'Etiolles touchant
l'insuffisance des sondes courbes, et la supériorité des sondes droites pour la recherche
des calculs. Cette citation démontrera jusqu'à l'évidence tout le parti que je peux tirer de la construction à peine courbe de mon
algalie, et de son mécanisme que je peux appliquer à toutes les sondes droites. « Lorsque le bas-fond de la vessie est fort déprimé,
dit l'ingénieux auteur du premier ouvrage
qu'on ait publié en France sur la lithotritie,
il se peut que l'algalie passe au-dessus du calcul sans le toucher, et que les recherches
soient vaines. Une sonde droite peut seule

alors remplir le but désiré. En effet, le bec
de l'instrument, après avoir franchi le col de
la vessie, arrive directement sur le bas-fond
de cet organe, et avertit de la présence du
corps étranger; elle peut encore, bien mieux
que la sonde courbe, déterminer son volume
et sa forme, car les cercles plus ou moins
étendus que décrit le bec de la sonde courbe,
toujours difficiles à apprécier avec justesse,
peuvent être une source d'erreur ».

On pourra facilement adapter à la sonde
à obturateurs mobiles le lithoscope qui a été
imaginé tout récemment par M. Broke, con-
servateur du musée de l'hôpital Westmins-
ter. Cet instrument consiste dans une simple
plaque circulaire d'un bois dur, d'un huitième
de pouce d'épaisseur, de trois à quatre pouces
de diamètre, et construite de manière que le
centre d'une de ses faces s'adapte avec facilité au pavillon d'une sonde ordinaire. Si
l'on heurte avec une sonde ainsi armée un

corps d'une certaine dureté, le bruit qui parvient à l'oreille est très-notablement augmenté. Ce phénomène a été constaté dans les salles et devant les élèves de M. White.

Bien que tout chirurgien appelé à faire la recherche d'un calcul doive avoir son oreille au bout des doigts, toutefois, a dit M. White, on ne saurait contester que l'instrument en question n'offre une grande utilité dans les cas où, soit à raison de la petitesse du calcul, soit par toute autre cause, le diagnostic demeure incertain. Il paraît même offrir plus d'avantage que le stéthoscope recommandé par Laënnec pour le même objet. Il n'est pas besoin, en effet, d'appliquer l'oreille sur l'instrument pour entendre le son; il est perçu par tous les assistans. M. White pense que le principe de cet instrument, pour augmenter le son, est le même que celui de la table sonore d'une chaire. (*Gazette Médicale*, t. 3, N.º 38, *pag.* 600. 1835).

SECONDE PARTIE.

PORTE-CAUSTIQUE DROIT ET COURBE A MANDRIN ARTICULÉ.

CHAPITRE PREMIER.

SECTION PREMIÈRE.

Porte-caustique de Ducamp (1) et sondes à cautériser, droite et courbe, du professeur Lallemand.

Wiseman et Hunter eurent de beaux succès dans le traitement des rétrécissemens de

---

(1) Peu de médecins savent que l'éducation de Ducamp avait été très-négligée jusqu'à l'âge de dix-sept ans, et qu'avant d'étudier la médecine et de me remplacer, en qualité d'élève payant, chez M. Treyeran,

l'urèthre, qu'ils cautérisaient d'avant en arrière avec le nitrate d'argent. Mais ce procédé, radicalement vicieux, occasionnait souvent des accidens très-graves, réclamait une réforme sévère, et fut néanmoins importé en France, où le célèbre Delpech et M. Petit lui firent subir quelques modifications. Ducamp, peu satisfait de ces presqu'insignifiantes améliorations, s'empara de ce beau sujet en homme supérieur, en homme ingénieux qui se frayait une route nouvelle, conserva le nitrate d'argent comme caustique, et le porta sur les

---

ancien chirurgien en chef de l'Hôtel-Dieu Saint-André de Bordeaux, il était garçon chandelier à Dax (Landes), où il avait eu le bon esprit d'apprendre l'arithmétique et un peu de géométrie. La famille très-honorable de notre compatriote s'aperçut cependant de ses heureuses dispositions, et lui fit embrasser une profession dans laquelle ses premiers pas n'eurent rien de plus remarquable que le commun des élèves d'alors (1810, 11 et 12). On sait ce qu'il fut depuis et par quelle œuvre il débuta dans la carrière.

coarctations uréthrales, préalablement explo-
rées, à l'aide de son porte-caustique qui est
ingénieusement construit, mais auquel on
fait des reproches mérités que je ne repro-
duirai pas ici.

Peu de temps après la mort de Ducamp,
M. Lallemand modifia très-avantageusement
le porte-caustique, fit construire ses sondes
droite et courbe à cautériser, et obtint des
succès plus nombreux et plus durables que
son jeune prédécesseur.

Je laisserai maintenant de côté le porte-
caustique de Ducamp, quoique la plupart des
praticiens de province s'en serve encore à-peu-
près exclusivement, tant est fort l'empire de
l'habitude et de la routine ; je ne m'occupe-
rai pas davantage du mode à suivre pour cautériser les rétrécissemens, puisque tous les
médecins le connaissent, et qu'il est d'ailleurs consigné dans une foule d'ouvrages très-
répandus. Je vais me borner pour le moment

à signaler les vices de construction de la sonde à cautériser, droite et courbe, de M. Lallemand, et à indiquer les améliorations que je propose touchant cet ingénieux instrument. Quoi qu'il en puisse être de ces améliorations, le savant professeur, dont je me permets quelquefois de ne pas partager l'opinion, n'en est pas moins un des hommes les plus éminens de notre époque; il mérite à tous égards les nombreux éloges dont il a été l'objet; il méritait surtout que le professeur Broussais dît de lui : « ..... M. Lallemand est du petit nombre des hommes à qui la nature donne le génie. Sa conception est vaste, sa mémoire forte, son attention soutenue; il voit dans le détail aussi nettement qu'il voit dans l'ensemble; il n'oublie rien, et ses œuvres portent l'empreinte de l'unité systématique bien conçue ». (*Examen des doctrines médicales et des systèmes de nosologie, par* F. J. V. Broussais, *tom.*

4 , *pag*. 709 , *troisième édition*. 1834).

Les instrumens de M. Lallemand sont gradués depuis le N.° 1 jusqu'au N.° 6, et consistent en une *sonde à cautériser*, droite ou courbe, se composant : 1.° d'un tube de platine ouvert à ses deux extrémités, destiné à protéger le nitrate d'argent; 2.° d'un mandrin ayant un diamètre en rapport avec le calibre du tube, portant le caustique en haut ou en bas seulement, plus long de sept lignes que la sonde et bouchant son extrémité inférieure par un renflement olivaire; 3.° d'un écrou vissé à l'autre extrémité du mandrin, pouvant être rapproché ou éloigné de la sonde pour limiter à volonté l'étendue de la cautérisation; 4.° enfin d'un curseur armé d'une vis de pression, pour indiquer la profondeur à laquelle pénètre l'instrument. Lorsque le rétrécissement est situé au-delà de la courbure sous-pubienne, il faut se servir d'une sonde courbe et de mandrins courbes aussi, pour cautériser soit la moitié supérieure, soit la moitié inférieure de l'obstacle.

La sonde droite à cautériser de M. Lallemand est fort bien conçue; le mandrin droit dont elle est pourvue vire parfaitement dans le tube droit, et porte conséquemment le caustique sur tous les points de la circonférence du rétrécissement. En un mot, la cautérisation circulaire s'opère on ne peut mieux quand un obstacle central en indique l'application.

La sonde courbe à cautériser du même auteur, est bien loin d'offrir les mêmes avantages, à cause de l'imperfection de ses mandrins. Si on n'avait toujours à cautériser que les points des parois supérieure et inférieure de l'urèthre, qui sont au-delà de la courbure sous-pubienne, ces mandrins porte-caustiques suffiraient sans doute; mais la cautérisation circulaire de cette même portion du canal est fort importante et mérite bien quelqu'attention, quoi qu'en ait dit M. Lallemand.

Je suppose, pour un instant, qu'on ait à cautériser, en haut et en bas, l'un des points situés au-delà de la courbure sous-pubienne de l'urèthre, avec la sonde courbe à cautériser du professeur Lallemand : cette opération est déja longue, compliquée, embarrassante et le plus souvent douloureuse. Pour cautériser en haut, il faut que la cuvette du mandrin soit dirigée dans ce sens; pour cautériser en bas, le même instrument ne peut plus servir, car son inflexibilité s'opposant à ce qu'il puisse tourner sur son axe, à ce qu'il puisse virer dans la courbure de la canule pour porter le caustique sur la paroi inférieure de l'urèthre, il faut nécessairement retirer la sonde porte-caustique du canal, l'armer d'un nouveau mandrin, et le réintroduire, ce qui fait deux opérations.

Quand le rétrécissement ultrà sous-pubien est circulaire, les vices de construction de la sonde courbe à cautériser sont encore plus marqués, en ce sens qu'il faut introduire et retirer la sonde quatre fois pour cautériser en haut, en bas, à droite et à gauche. Il est assurément impossible de se dissimuler la complication d'une opération quatre fois répétée à un ou plusieurs jours de distance, pour avoir un résultat que j'obtiens à coup sûr et sans inconvéniens en une seule séance. Voici du reste comment s'exprime à cet égard M. Lallemand lui-même : « Enfin, je rencontre au-delà de la courbure sous-pubienne un rétrécissement circulaire. A l'aide d'une sonde courbe, je cautérise, avec les mêmes précautions, la moitié supérieure du rétrécissement, au moyen d'un mandrin portant le nitrate d'argent sur sa concavité. Puis le lendemain, ou après la chute des escharres, je cautérise la moitié inférieure du même rétrécissement, à l'aide d'un mandrin portant le nitrate d'argent sur sa convexité. Si le rétrécissement était à droite ou à gauche, on conçoit que la coche du mandrin devrait être dans ce sens......» *M. F. Lallemand.* — *Observations sur les maladies des organes génito-urinaires,* 1.*ʳᵉ partie,* 1825, pag. 216.

Ducamp avait bien senti tout l'avantage qu'on retirerait de cautériser en un seul temps les rétrécissemens circulaires de la portion sous-pubienne de l'urèthre. « A six pouces du méat urinaire, dit-il, on peut se servir du porte-caustique dont j'ai parlé, parce que la courbure que l'urèthre présente jusqu'à cette distance n'est pas considérable; mais au-delà de six pouces, il faut se servir d'un instrument légèrement modifié. Celui dont je fais usage est monté sur un tube de gomme élastique, présentant à son extrémité une légère courbure, et les deux coulisses que la douille de platine porte dans son intérieur se terminent en pointe à deux lignes de l'extrémité de cette douille , de sorte qu'en tournant la tige qui supporte le petit cylindre garni de caustique, on fait mouvoir ce dernier sans tourner la canule de gomme élastique. L'application de cet instrument se fait de la même manière que l'autre, avec cette seule différence, que le caustique étant dans le rétrécissement , on le porte à droite ou à gauche suivant le besoin, en faisant mouvoir la tige intérieure , pendant que le tube de gomme élastique et la douille de platine qui le termine restent immobiles ». *Ducamp , Traité des Rétentions d'urine , etc. Paris , 1823. Seconde édition, pag.* 195 *et* 196. Quoi qu'il en soit de cette modification pour cautériser les rétrécissemens circulaires ultrà sous-pubiens , M. Lallemand lui fait des reproches fondés, quoiqu'un peu exagérés, ce me semble. « La courbure qu'il (Ducamp) était obligé de donner à l'instrument pour l'adapter à la forme du canal, dit ce professeur, *ouvrage cité, pag.* 201 et 202 (1), ne lui permettait plus d'exécuter les mouvemens de rotation nécessaires pour que la cautérisation fût circulaire, et il a imaginé d'y suppléer en faisant tourner la bougie dans l'intérieur de la sonde. Comme elle ne la remplit pas exactement, elle peut tourner dans sa cavité; mais comme elle est courbée aussi, ses mouvemens de rotation exigent qu'elle se redresse et se courbe alternativement; ce qui entraîne des frottemens et des secousses. D'un autre côté, la tige de platine fixée à l'extrémité d'un levier qui se redresse et se recourbe, ne peut tourner exactement sur son axe sans changer de direction, et ses mou-

---

(1) J'ai multiplié les citations afin que mes lecteurs pussent avoir sous les yeux les pièces originales du procès. Ils pourront de la sorte juger avec connaissance de cause.

vemens doivent être aussi gênés dans le rétrécissement, que ceux de la bougie dans la
sonde. J'ai vu plusieurs porte-caustiques
construits d'après l'instrument fourni par Ducamp. Lorsque le tube de gomme élastique
était assez courbé pour s'adapter à la forme
du canal, les mouvemens de la bougie et de
la tige de platine étaient difficiles et irréguliers. J'en ai fait construire un par un méca-
nicien habile; il n'a pu éviter ces secousses
et ces inégalités dans les mouvemens de la
bougie et de la tige de platine.

» Il est donc très-difficile de cautériser circulairement au-delà de la courbure sous-pubienne, et cette difficulté inhérente à la forme
du canal n'est que diminuée par la modification indiquée par Ducamp ».

Nous verrons un peu plus loin si cette difficulté est insurmontable, et si le problême
que Ducamp avait essayé de résoudre est in-
soluble.

SECTION II.

*Description de tubes brisés, droits et cour-
bes, destinés à recevoir des mandrins.*

Les tubes représentés sur la planche, *fig.*
6 et 7, ne sont que l'imitation de ce qu'on
fait pour avoir à volonté, dans une trousse,
une sonde d'homme ou de femme.

Le tube A, B, *fig.* 6, se visse sur le tube
D, E, *fig.* 6, pour former une sonde droite
représentée par la *fig.* 10. Le tube 1, 2, *fig.*
7, se visse sur le tube courbe 3, 4, 5, *fig.*
7, pour former une sonde courbe représentée
par la *fig* 11. — Ces dispositions m'ont paru
devoir être avantageuses, en ce qu'elles sont
économiques d'abord, surtout si on fait fa-

briquer ces instrumens en platine ; puis, en ce qu'elles permettent de porter dans la poche, des sondes dont la longueur ordinaire est embarrassante. Je ne pense pas qu'on puisse craindre le dérangement ou la brisure de ces cylindres creux, puisque le pas de vis et l'écrou, qui sont destinés à les réunir, ont une assez bonne longueur, et que les cannelures et les hélices spirales de l'un et de l'autre ont une profondeur et un relief qui doit rassurer les plus timides.

Je tiens du reste fort peu à cette modification, que je n'ai adoptée, pour mon appareil instrumental, que dans un but de simple commodité. En somme, et à part le mode d'union, ces sondes, *fig.* 6 et 7, sont les mêmes que la sonde droite et courbe de M. Lallemand.

SECTION III.

Description d'un mandrin articulé, à l'aide duquel on peut cautériser circulairement et avec la plus grande facilité les retrecissemens de l'urèthre, situés au-delà de la courbure sous-pubienne.

Pendant un séjour de onze ans dans une petite ville, j'ai eu l'occasion de traiter un assez grand nombre d'anciens militaires et de marins porteurs de rétrécissemens de l'urèthre. Ce fut à l'occasion des difficultés que j'éprouvais sur l'un de ces malades, pour cautériser circulairement un rétrécissement situé au-delà de la courbure sous-pubienne, que je communiquai en 1828 à M. le docteur

Théry, de Langon, ami intime et ancien con-
disciple du professeur Lallemand, quelques
idées sur la construction d'un mandrin flexible propre à être mû circulairement et sans
difficulté dans la sonde courbe. Je ne son-
geais plus à cette modification, lorsque je fis
un voyage à Paris, au commencement de
Janvier 1830, pour lire à l'Institut un mauvais mémoire sur la lithotritie, que j'eus le
bon esprit de ne pas publier.

M. Pravaz présenta son lithotriteur courbe
à l'Académie royale de Médecine, dans sa
séance du 26 Janvier 1830, à laquelle j'as-
sistai. Je saisis à l'instant tout le parti qu'on
pouvait tirer de ce mécanisme, pour l'adapter à la sonde courbe à cautériser de M. Lallemand, fis construire par MM. Bataille, de
Bordeaux, un mandrin articulé et calibré de
façon à ce qu'il pût jouer dans la canule courbe, et priai M. le docteur Dupuch-Lapointe
de vouloir bien présenter cet instrument à

la Société royale de Médecine de Bordeaux,
dont il était alors secrétaire-général — Ce
mandrin articulé, *fig.* 8, n'est qu'une imitation du forêt brisé de M. Pravaz, et consiste
en une tige flexible dont les deux pouces
huit à dix lignes, situés immédiatement auprès de la cuvette renfermant le caustique, ré-
pondent aux deux pouces huit à dix lignes de
la portion courbe de la sonde, et sont une
suite de vingt pièces à articulations gyngli-
moïdales ou à charnières, réunies par tenons
et mortaises, disposées en spirale, d'une
solidité à toute épreuve, et permettant des
mouvemens circulaires parfaits et en masse,
puisque leur réunion n'offre aucun changement brusque de lignes, quelqu'incurvation
qu'on ait donnée au tube dans lequel on les fait
mouvoir. On pourra facilement se convaincre
de l'exactitude de ce que j'avance, en faisant
virer le mandrin articulé dans une sonde en
S de Petit, et mieux dans la rainure d'un ca-

théter, pour le faire *fonctionner* à découvert.

Lorsque le nitrate d'argent est dans la coche, et qu'on a poussé le mandrin au-delà de l'orifice vésical de la sonde, les mouvemens circulaires qui lui sont imprimés ont lieu selon l'axe de l'extrémité postérieure du tube, et la cuvette tourne sans décrire un léger cône.

Les avantages de ce mandrin articulé sont positifs, son jeu est facile, et la cautérisation circulaire des rétrécissemens uréthraux, situés au-delà de la courbure sous-pubienne, peut être faite avec infiniment plus de précision et de sûreté qu'on n'a pu y procéder jusqu'ici à l'aide de mandrins courbes, inflexibles et ne pouvant conséquemment pas virer dans la sonde.

De son côté, M. Ségalas eut la même idée que moi, et présenta à l'Académie royale de Médecine, le 9 Mars 1850, un mandrin articulé absolument calqué, aux dimensions près, sur le lithotriteur courbe de M. Pravaz, auquel, du reste, tout le mérite de l'invention appartient. En supposant d'ailleurs la question de priorité indécise entre M. Ségalas et moi, touchant les applications du mécanisme d'un instrument au mécanisme d'un autre instrument, il n'en est pas moins vrai que nous n'avons fait qu'exploiter les idées, l'ingénieuse conception d'un très-habile confrère, et que ce sont là des raisons très-plausibles pour ne pas m'appesantir beaucoup sur un point litigieux, que je défendrais plus vivement s'il y avait lieu.

Comme la chaîne articulée du mandrin, *fig*. 8, est coûteuse, j'ai pensé qu'on pourrait la remplacer par une tige en baleine, *fig*. 9, ayant trois quarts de ligne de diamètre à ses deux extrémités, et demi-ligne seulement dans les points qui doivent correspondre aux deux pouces dix lignes de la courbure du tube. Avec de pareilles précautions, ce mandrin peut très-bien exécuter les mouvemens de rotation nécessaires pour que la cautérisation soit circulaire, sans qu'il se redresse et se courbe alternativement, ce qui entraînerait des frottemens et des secousses.

On se sert des sondes porte-caustique droite et courbe, et des pièces qui les composent, *fig.* 6, 7, 8, 9, 10 et 11, absolument comme des sondes porte-caustique droite et courbe du professeur Lallemand, dont les *Observations sur les maladies des organes génito-urinaires (deux parties,* 1825 et 1827) sont dans les mains de tous ceux qui s'occupent des rétrécissemens de l'urèthre. J'y renvoie le lecteur.

Le curseur cannelé et à vis de pression B, C, *fig.* 10, et B, C, *fig.* 11, est traversé, selon sa longueur, par une ouverture centrale destinée à permettre le passage de la tige flexible du mandrin A, A, *fig.* 10 et 11. Je l'ai armé d'une vis de pression C, C, *fig.* 10 et 11, destinée à le fixer sur tel ou tel point de ce même mandrin. Ce curseur a du reste les mêmes usages que celui dont les sondes à cautériser de M. Lallemand sont pourvues, et il est plus commode.

TROISIÈME PARTIE.

URÉTHROMÈTRE.

CHAPITRE PREMIER.

SECTION PREMIÈRE.

Longueur de l'urèthre.

Beaucoup d'anatomistes, Boyer et Meckel (1) entr'autres, prétendent que l'urèthre a en général de dix à douze pouces de longueur. Wately (2), trouvant de l'exagération dans

(1) *Manuel d'Anatomie générale, descriptive et pathologique,* traduit de l'allemand par Jourdan et Breschet. *Paris,* 1825.

(2) *An improved method. Of treating stricturres in the urethra; by Thomas Wately. Londres,* 1816, in-octavo, pag. 68.

ces données, a mesuré l'urèthre sur quarante-huit sujets de haute, de moyenne et de petite taille, et a démontré par ses recherches que ce canal n'a, terme moyen, que huit à neuf pouces. Ducamp adopte son sentiment (1). M. Leroy d'Etiolle, pensant qu'on ne peut acquérir sur cette mesure que des notions approximatives, dit que le plus sage est d'évaluer la longueur de l'urèthre à neuf ou dix pouces (2), tandis que MM. Lisfranc et Velpeau (3) ont vu qu'elle pouvait

____

(1) *Traité des Rétentions d'urine,* etc., deuxième édition. *Paris,* 1823, pag. 25.

(2) *Exposé des divers procédés employés jusqu'à ce jour pour guérir de la pierre sans avoir recours à l'opération de la taille.* Paris, 1825, pag. 2.

(3) *Traité complet d'Anatomie chirurgicale, générale et topographique du corps humain, ou Anatomie considérée dans ses rapports avec la pathologie chirurgicale et la médecine opératoire,* deuxième édition. Paris, 1833, tom. 2, pag. 274.

atteindre jusqu'à onze pouces. M. Malgaigne (4) soutient que le canal n'a presque jamais au-delà de six pouces. M. Velpeau (5) affirme que ses dimensions ordinaires varient de six à neuf pouces, et que sa longueur moyenne est de sept à huit pouces quand il est séparé du bassin. Ce professeur ajoute néanmoins que la thèse de M. Malgaigne (6) l'a forcé de reconnaître que cet observateur a véritablement raison au fond. Détaché, l'urèthre offre effectivement les mesures indiquées plus haut. En place et dans le relâchement, au contraire, il n'a que de cinq à six pouces. Pour mon propre compte, j'ai mesuré des urèthres sur le vivant, ayant depuis quatre pouces de long seulement jusqu'à onze pouces et demi. J'ai d'ailleurs ren-

---

(4) *Gazette Médicale,* cah. d'Août et Septembre 1832, pag. 272.

(5) *Op. cit.,* tom. 2, pag. 275.

(6) *Thèse* N.º 55. Paris, 1831.

contré tous les termes moyens entre ces deux extrêmes. M. Frèche, qui m'avait été adressé par mon confrère M. Lacoste, n'a que quatre pouces d'urèthre dans le relâchement du pénis, qu'on voit à peine tant il est court ; tandis que le capitaine V....., dont j'ai dû le traitement à M. Rodière, correcteur d'imprimerie chez M. Lavigne, présente onze pouces et demi de canal. Le membre viril de cet ancien militaire, amputé à Wagram, est d'une longueur et d'un volume prodigieux, même dans le plus grand relâchement. Ces énormes différences sont faciles à constater avec l'uréthromètre fort simple que je vais faire connaître.

SECTION II.

Uréthromètre et ses avantages.

M. Lallemand tient à savoir au juste quelle est la longueur de l'urèthre, quand il s'agit de cautériser sa portion prostatique et de ne pas dépasser le col de la vessie. « Il faut pour cela, dit-il, connaître exactement la longueur du canal, et rien n'est plus facile : il suffit de retirer lentement la sonde introduite dans la vessie, et quand l'urine s'arrête, on tend la verge d'une main, et l'on applique le pouce et l'indicateur de l'autre sur la sonde, au niveau du gland. En repoussant ensuite un peu la sonde, sans déplacer les doigts, on en voit de nouveau sortir de l'urine ; puis, mesurant l'espace compris entre le dernier des yeux et l'endroit où se trouvent appliqués le pouce et l'indicateur, on a exactement la longueur du canal. Ces précautions sont importantes, à cause de la différence très-grande qu'on peut rencontrer dans la longueur de l'urèthre de deux individus à-peu-près du même âge et de la même taille. J'en ai vu chez lesquels il n'avait pas plus de six pouces, tandis que chez d'autres il en avait neuf et demi ». *Observations sur les maladies des organes génito-urinaires, deuxième partie, pages* 372, 373.

Ce qui paraissait si facile à M. Lallemand, dans le passage que je viens de citer, pourrait fort bien ne l'être que pour lui, car *on peut dépasser les limites du canal, on peut cautériser la vessie,* etc. Il avoue ingénûment que, malgré les précautions qu'il a indiquées, plus d'un praticien dépassera la col de la vessie ; il dit aussi qu'il a cautérisé ce réservoir dans les premiers temps. On trouve un pareil aveu dans l'observation de Deleuze (*la 18.ᵉ de l'ouvrage cité*), qui souffrit beaucoup et long-temps de cet accident. L'observation du soldat Salvazol (21.ᵉ *de l'ouvrage cité*) démontre encore que quand la vessie est habituellement vide, il est impossible de prendre exactement la longueur du canal. L'observation de Marc Vanat enfin (22.ᵉ *de l'ouvrage cité*) prouve l'impossibilité dans laquelle se trouvait M. Lallemand de prendre la longueur de l'urèthre, puisque la vessie était toujours vide, et de se guider sur les contractions de son col, puisqu'il n'opposait aucune résistance à l'introduction de la sonde. *Voyez les pages* 386, 387, 402, 430, 431 *et* 436 *de l'ouvrage cité.*

Puisque M. Lallemand, malgré son habileté et malgré toutes ses précautions, a plusieurs fois dépassé le col de la vessie sans le savoir, et a cautérisé le réservoir urinaire un même nombre de fois, on doit en conclure qu'il importe beaucoup d'user d'un moyen plus sûr pour mesurer rigoureusement la longueur de l'urèthre. Celui que je propose est d'une application facile, et fera constamment éviter les erreurs.

Le mandrin articulé, *fig.* 12, ou le mandrin en baleine, *fig.* 9, armés des trois petites branches élastiques 4, 4, *fig.* 12, sont les instrumens dont je me sers pour avoir la longueur précise de l'urèthre. Voici comment je procède à cette exploration : j'introduis dans le canal et je pousse jusqu'à la vessie une sonde courbe armée de son mandrin, *fig.* 13, qui doit être terminée par le bout olivaire F, *fig.* 11, résultant de la réunion des trois branches élastiques. Quand j'ai la certitude d'être arrivé dans le réservoir de l'urine, je pousse les ressorts 4, 4, *fig.* 12, tout-à-fait en dehors de la canule, *fig.* 13, de façon à ce qu'ils puissent avoir tout leur écartement. Cela fait, je retire l'instrument, *fig.* 13, qui s'arrête forcément au col de la vessie. C'est alors que je répète la manœuvre indiquée par M. Lallemand, et que je mets le curseur au niveau du gland, en ayant la précaution de laisser le pénis entièrement libre. L'espace compris entre le curseur E, *fig.* 11, et l'extrémité vésicale F de la sonde courbe, *fig.* 11, représente la longueur invariable et très-précise de l'urèthre. Avant de retirer l'instrument, et afin de ne pas pincer le col vésical, je le pousse un peu plus avant dans la vessie, et je rappelle les ressorts dans la sonde, où ils forment le bouton olivaire, *fig.* 11. — En manœuvrant ainsi on n'éprouve aucun embarras, et tous les praticiens peuvent se procurer la longueur précise de l'urèthre.

FIN.

Sonde à obturateurs mobiles, Porte-caustique droit en courbe à mandrin articulé, en Uréthromètre,
de M. J. L. Cazenave. Médecin à Bordeaux.

1°. Sonde à obturateurs mobiles.

Fig. 1.
Fig. 2.
Fig. 3.
Fig. 4.
Fig. 5.

2°. Porte-caustique droit en courbe à mandrin articulé.

Fig. 6
Fig. 7.
Fig. 8.
Fig. 9
Fig. 10
Fig. 11.

3°. Uréthromètre.

Fig. 12.
Fig. 13.

Instruments fabriqués par Bataille, Père & Fils de Bordeaux.

EXPLICATION DE LA PLANCHE.

1. SONDE A OBTURATEURS MOBILES.

Fig. 1. *Algalie sans mandrin et les yeux ouverts.*

A. Bec ou extrémité vésicale.

B. B. Yeux non fermés.

C. C. Anneaux.

D. Ouverture libre et sans mandrin.

Fig. 2. *Mandrin de l'algalie armé de ses deux obturateurs mobiles.*

A. A. Obturateurs.

B. B. Ressorts élastiques.

C. Point de jonction des ressorts.

D. Articulation renflée du mandrin.

E. E. Portion frêle et flexible du mandrin.

F. Portion inflexible du mandrin.

G. Pas de vis pour recevoir l'écrou.

   1. Curseur à vis de pression.

   2. Bouton à écrou.

Fig. 3. *Algalie pourvue de son mandrin, dont les deux obturateurs ferment hermétiquement les deux yeux.*

A. A. Algalie.

B. B. Anneaux.

C. Ouverture de l'algalie dans laquelle le mandrin est engaîné.

D. Curseur à vis de pression sur le mandrin.

E. Bouton à écrou terminant le mandrin.

Fig. 4. *Coulant-Dépressoir.*

1. 2. Gouttières destinées à glisser sur le mandrin, *fig.* 2, et à l'embrasser.

3. 3. Branches flexibles.

4. Anneau réunissant ces branches.

Fig. 5. *Algalie armée de son mandrin et du dépressoir 1. 1.*

2. PORTE-CAUSTIQUE DROIT ET COURBE A MANDRIN ARTICULÉ.

Fig. 6. *Tubes formant la sonde droite quand ils sont réunis.*

A. Curseur.

B. Écrou.

C. Pas de vis.

D. Portion droite de la sonde.

E. Ouverture vésicale de la sonde

Fig. 7. *Tubes formant la sonde courbe quand ils sont réunis.*

1. Curseur.

2. Écrou.

3. Pas de vis.

4. Portion courbe de la sonde.

5. Ouverture vésicale de la sonde.

Fig. 8. *Mandrin articulé.*

A. Pas de vis pour mettre à volonté un bouton à écrou.

B. B. Tige inflexible du mandrin.

C. C. C. Chaîne articulée du mandrin.

D. Cuvette à caustique.

Fig. 9. *Mandrin en baleine.*

1. 1. 1. Tige du mandrin.

2. Cuvette à caustique.

Fig. 10. *Porte-caustique droit tout monté.*

A. Mandrin.

B. Curseur cannelé s'engaînant sur le mandrin.

C. Vis de pression.

D. Ouverture manuelle du porte-caustique.

E. Curseur à vis de rappel.

E. E. Tube.

F. Bouton olivaire terminant le mandrin
et bouchant l'ouverture vésicale de la
sonde.

Fig. 11. *Porte-caustique courbe tout monté.*

A. Mandrin.

B. Curseur cannelé s'engaînant sur le mandrin.

C. Vis de pression

D. Ouverture manuelle du porte-caustique.

E. Curseur à vis de rappel.

E. E. Portions droite et courbe de la sonde réunies.

F. bouton olivaire terminant le mandrin et bouchant l'ouverture vésicale de la sonde.

---

3. URÉTHROMÈTRE.

Fig. 12. *Mandrin articulé portant trois ressorts élastiques.*

1. Pas de vis.

2. 2. Tige inflexible du mandrin.

3. 3. Chaîne articulée du mandrin.

4. 4. Trois branches à ressorts.

Fig. 13. *Uréthromètre monté.*

TABLE ANALYTIQUE

DES MATIÈRES.

CHAPITRE PREMIER.

SECTION PREMIÈRE.

Considérations sur quelques-unes des difficultés qu'on éprouve pour sonder certains malades, et sur la nature des douleurs qu'ils éprouvent pendant cette opération..................... 7.

Rides et flaccidité des membranes muqueuses chez les vieillards, 7, 8. — Particularités anatomiques des parois périnéale, pubienne et latérales de l'urèthre, 8. — Moyens conseillés pour effacer les rides et les plissemens du canal, 8. — Autres difficultés pour opérer le cathétérisme, 8, 9. — Moyens propres à diminuer la somme des obstacles et des difficultés, 9. — Il est des individus qui ne supportent jamais sans douleur la présence des sondes dans l'urèthre, 10. — Phénomènes produits par la présence des corps étrangers dans le canal, 10, 11. — La membrane muqueuse de l'urèthre embrasse assez étroitement la sonde, et s'engage dans ses yeux, 12.

SECTION II.

Du spasme, de la constriction spasmodique de l'urèthre (rétrécissement *dilatable* des Anglais).

Le professeur Roux et M. Amussat ne croient pas au spasme de l'urèthre, 13, 14. — Sir Astley Cooper et Dieffenbach donnent des preuves très-positives de l'existence du spasme, 14, 15. — M. Bégin et le professeur Lallemand partagent l'opinion de ces deux célèbres chirurgiens , 15. — Causes que MM. Brodie, Civiale et moi regardons comme déterminant le spasme uréthral, 16. — Fait de spasme observé sur l'un de mes malades, en Novembre 1835, 16 et 17.

— Phénomènes du spasme de l'urèthre très-bien dé-
crits par MM. Bégin et Lallemand, dans leur article
Cathétérisme, du *Dictionnaire de Médecine et de
Chirurgie pratiques*, 18, 19. — L'algalie est plus
fortement embrassée par l'urèthre lorsqu'il existe
une constriction spasmodique, que dans toute autre
circonstance, 20. — Difficultés qu'on rencontre et
douleurs qu'on fait éprouver aux malades lorsqu'on
procède au cathétérisme, dans des cas de constriction
spasmodique de l'urèthre poussés à l'extrême, 20 et
21. — Circonstances dans lesquelles les malades se
trouvent fort mal du cathétérisme, 21. — Observation de rétrécissement spasmodique pris pour organique, et fort inutilement cautérisé à Paris, 22.

SECTION III.

L'élite de l'ancienne chirurgie et Desault ont cherché les moyens d'affranchir les malades des inconvéniens qu'offrait le contact des yeux des sondes parcourant l'urèthre, 34, 35. — Expériences démon-

trant l'avantage des instrumens pouvant pénétrer dans la vessie sans yeux, 37 à 43.

SECTION IV.

Les hémorrhagies de l'urèthre n'auraient pas lieu si on arrivait jusque dans la vessie avec un instrument fabriqué de façon à ce que les yeux, momentanément oblitérés, ne déchirassent pas le réseau capillaire qui rampe à la surface du canal, 44. — Matières bouchant les yeux des sondes et s'opposant à l'émission des urines, 46. — Resserrement du col de la vessie sur la sonde, produisant la déchirure de la membrane muqueuse et l'obstruction des yeux de l'algalie par des caillots, 46. — Cas d'hématurie dans lesquels on est obligé de distendre douloureusement la vessie, pour débarrasser les yeux de la sonde, 46, 47. — Particularité remarquable dans les hématuries, 47, 48. — Observation d'hématurie, 48, 49. — Moyen que j'employais dans les cas d'hématurie avant que j'eusse

fait construire ma sonde à obturateurs mobiles, 52,
53, 54.

SECTION V.

Franco et Levret avaient les premiers remarqué
que les plis de la membrane muqueuse de l'urèthre
s'introduisaient dans les yeux des sondes, y étaient
déchirés, ou qu'ils embarrassaient au moins beaucoup
la marche de l'instrument, 58, 59. — Instrumens
proposés par ces deux chirurgiens, 59, 60. — Instrument de Jean-Louis Petit pour le même objet,
61. — On s'en tient aux stylets renflés en olive, pour
boucher aussi hermétiquement que possible les yeux
de la sonde, 62, 63. — Imperfection de tous ces
instrumens démontrée, 64, 65, 66, 67, 68, 69,
70, 71, 72. — Perfectionnement réel des algalies
par Desault, 74, 75, 76. — M. Mathias Mayor,
de Lausanne, s'est efforcé aussi d'amoindrir les inconvéniens qu'offrent les yeux des sondes ordinaires,
77, 78, 79.

CHAPITRE II.

Description d'une sonde à obturateurs mobiles, destinée à rendre le cathétérisme plus facile, exempt de douleur, et à trouver plus sûrement qu'avec d'autres instrumens les pierres contenues dans la vessie.

SECTION PREMIÈRE.

SECTION II.

veut sonder en laissant ou en ne laissant pas les urines dans la vessie, selon qu'il importe d'explorer la vessie pleine ou vide, 91, 92, 93. — L'algalie à obturateurs mobiles peut remplacer tous les instrumens dont on se sert habituellement pour le cathétérisme, 93.

SECTION III.

Du cathétérisme explorateur fait avec l'algalie

L'exploration de la vessie est toujours plus complète dans l'état de plénitude, 94. — Cause des douleurs qu'éprouvent la plupart des malades quand on explore la vessie vide, 96. — Expériences touchant le mode de dilatation et de contraction du réservoir urinaire, 96, 97, 98. — La recherche des calculs vésicaux faite avec une algalie ordinaire, est douloureuse et peut exposer le chirurgien aux plus étranges méprises, 99. — Supériorité des sondes droites pour la recherche des calculs, 100, 101. — On peut facilement adapter à la sonde à obturateurs mobiles le lithoscope de M. Broke, 101, 102.

SECONDE PARTIE.

CHAPITRE PREMIER.

SECTION PREMIÈRE.

Succès de Wiseman et de Hunter dans le traitement des rétrécissemens de l'urèthre, par la cautérisation d'avant en arrière, 103, 104. — Ce procédé, radicalement vicieux, fut importé en France et modifié par Delpech et M. Petit, 104. — Ducamp crée un nouveau mode de cautérisation, 104, 105. — Le professeur Lallemand modifie très-avantageusement le porte-caustique de Ducamp, et fait construire ses sondes droite et courbe à cautériser, 105. — Vices de construction de la sonde à cautériser, droite et courbe, de M. Lallemand, 107, 108, 109, 110.

TROISIÈME PARTIE.

CHAPITRE PREMIER.

SECTION PREMIÈRE.

SECTION II.

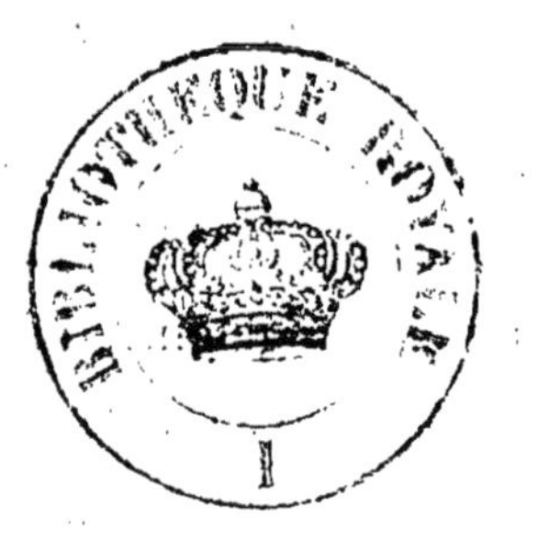
BIBLIOTHÈQUE ROYALE

www.ingramcontent.com/pod-product-compliance
Ingram Content Group UK Ltd.
Pitfield, Milton Keynes, MK11 3LW, UK
UKHW021626170726
13836UKWH00005B/2068